【一目了然学中医丛书】

黄帝内经
一学就通

林政宏 博士 编著

广东省出版集团
广东科技出版社
·广州·

图书在版编目（CIP）数据

黄帝内经一学就通/林政宏编著.—广州：广东科技出版社，2007.5（2018.11重印）

（一目了然学中医丛书）

ISBN 978-7-5359-4275-3

Ⅰ.黄… Ⅱ.林… Ⅲ.内经—基本知识 Ⅳ.R221

中国版本图书馆CIP数据核字（2007）第031376号

责任编辑：黄　铸　曾永琳
封面设计：李康道
责任校对：黄慧怡
责任印制：林记松
出版发行：广东科技出版社
　　　　（广州市环市东路水荫路11号　邮政编码：510075）
http://www.gdstp.com.cn
E-mail: gdkjyxb@gdstp.com.cn（营销）
E-mail: gdkjzbb@gdstp.com.cn（编务室）
经　　销：广东新华发行集团股份有限公司
印　　刷：佛山市浩文彩色印刷有限公司
　　　　（南海区狮山科技工业园A区　邮政编码：528225）
规　　格：889mm×1 230mm　1/32　印张6.5　字数130千
版　　次：2007年5月第1版
　　　　2018年11月第4次印刷
定　　价：32.00元

如发现因印装质量问题影响阅读，请与承印厂联系调换。

前　　言

　　两千多年前，中医理论处于逐渐萌芽阶段。根据考证，当时的医家们总结了历代以来的医学理论与经验，托以"黄帝"的名号，编撰成《黄帝内经》。《黄帝内经》的诞生，开创了中医学在各个领域的理论基础，即便到了今日，《黄帝内经》在中医的临床实践上，至今仍具有极为重要的影响。

　　为什么这样说呢？

　　比如，以肠覃病与石瘕病为例，古代的肠覃病与现在的肠道息肉很类似，而石瘕病与现在的子宫肌瘤也很类似，针对这两种病症，《灵枢·水胀第五十七》认为：肠覃的病因是因为寒邪积聚在肠道，与卫气相搏，如果寒邪胜卫气而侵入肠道，阻碍气血的运行，就会形成肠道内的息肉。肠覃所引起的息肉并不影响妇女月经的正常来潮。石瘕病一般发生在妇女的胞宫，病因是因为寒邪积聚在子宫口附近，影响气血的运行，最后导致经血不能正常排泄而停滞成血块，当血块逐渐增大后，外形如同怀孕一般，并且会影响到妇女月经的正常来潮。

　　由以上可见，两千多年前的《黄帝内经》，早已把肠覃病与石瘕病等诸多病症的来龙去脉，作出了比较全面的阐述，有了这一基础，后代医家得以在其各个领域，持续地钻研与发扬。

　　然而，对于初学者来说，《黄帝内经》的内容，显得太过于艰涩而难懂。因此，本书的编撰，笔者筛选了《黄帝内经》中比较具有普遍性与实用价值的章节，或者说是《黄帝内经》中的精华，同时又容易被吸收的内容整理出来，配合着活泼的图文，尽可能地把原本枯燥的《黄帝内经》生动地呈现在初学者面前，使其简洁明了，通俗易懂，这是本书的主要目的。

　　至于《黄帝内经》中较为艰深而专业的部分，笔者拟于日后再另行编著介绍。

一、《黄帝内经》简介

　　《黄帝内经》又分为《灵枢》与《素问》两部分，合计81卷，80余万言。

　　《黄帝内经》所涵盖的内容十分广泛而丰富，主要可以归纳为以下八大类：①藏象学说；②经络学说；③病因病机学说；④病证学说；⑤诊法；⑥论治；⑦养生学说；⑧运气学说。下面逐一简述。

(一)藏象学说

"藏",即隐藏,是指隐藏在胸腹腔的内在器官。
"象",即现象,是指人体所能感知的外部征象。
《黄帝内经》中,有许多内容论及人体的形态结构、生理功能、病理变化,以及彼此相互联系的学说。可以归纳为藏象学说的部分。

(二)经络学说

《黄帝内经》中,对于人体经络系统的组成,以及与脏腑之间相互联系的内容,可以归纳为经络学说的部分。

(三)病因病机学说(本书所介绍)

1. 病因学说,用来说明疾病发生的原因与特点。
《黄帝内经》认为外在气候的变化(六淫:风、寒、暑、湿、燥、火)和内在情志的刺激(七情:喜、怒、忧、思、悲、恐、惊),以及饮食不节,劳倦过度,是疾病发生的两大因素。
2. 病机学说,用来说明疾病发展的规律与机理。
《黄帝内经》的病机学说是通过长期的观察,在脏腑、经络、气血津液等基础上,所总结出来的理论。

(四)病证学说(本书所介绍)

病证是指邪正斗争过程中的征候表现,包括了"症"和"证"两个概念。
1. "症",即疾病,是指不同疾病的症状表现,如水肿、咳嗽、口干、腹泻等。
2. "证",即征候,是指疾病在发展过程中不同阶段的病理概述,如阴虚证、血虚证、热证等。

(五)诊法

诊法,即诊断疾病的方法。《黄帝内经》的诊法是在脏腑、经络、病因、病机学说的基础上,通过长期经验累积所总结的理论。
由于疾病的病因不同,人体体质的强弱不同,以及疾病的变化不同,因此《黄帝内经》强调了四诊(望、闻、问、切)合参的重要性。

(六)论治

《黄帝内经》中有关论治的内容,包括了治则、治法和制方。

前言

1. 治则，是指在辨证的基础上，针对不同征候所制订的治疗原则。
2. 治法，是指在治则的原则下，根据不同的病情，所采取的治疗方法。
3. 制方，是指方剂组成的法则。

(七)养生学说（本书所介绍）

养生学说，是指遵行养生的法则，用来防止疾病的发生，保持五脏精气，以延长寿命的理论。

《黄帝内经》认为人体生长衰老的过程，就是五脏功能盛衰的过程，其中以肾气的盛衰最为重要，因此，如何保持肾气充盛，延缓肾气的衰减，是决定能否延年益寿的关键。

（八）运气学说

运气学说进一步说明人与自然界的规律。

《黄帝内经》在古代历法的基础上，长期观察时间因素与气候的关系，总结出时间、气象变化与人体发病的规律特征。

本书的重点，主要是向读者介绍关于养生学说、病因病机学说，以及病证学说的精华部分。笔者尽量选取能适合初学者理解的内容，希望读者在轻松的心情下，能对《黄帝内经》有一个比较正确的认识，当然，吸收这些知识，相信对于自己的健康，也会有许多无形的帮助！

二、如何学习《黄帝内经》

《黄帝内经》合计81卷，80余万言，内容涉及藏象学说、经络学说、病因病机学说、病证学说、诊法、论治、养生学说、运气学说，合计共8大类型，每种类型都有其简明与深奥的组成理论。对于简明的部分，读者自然一读便知；至于深奥的部分，即使是历代医家们的看法也不尽相同，并不是只言片语所能讲得清楚。

因此，与其在此谈如何学习《黄帝内经》，笔者想想，倒不如提一下笔者自己的学习经验，也许能让初学者参考借鉴。

笔者认为，像《黄帝内经》这类涵盖面广的书籍，初学者一开始最好不要死记硬背，也就是说，不要把《黄帝内经》当成一门学问，像是要应付考试那样来学，否则，一来压力大，二来考完后就忘了，反而收效不大。

笔者建议，不妨把《黄帝内经》当成是报纸杂志，当成是一种消遣，随手翻翻也好，爱看哪里就看哪里，不求甚解也好。总之，在不要给自己压力的情况下来看最好。根据经验，翻多了自然会留下印象，一次、二次……十

前言

次，等到脑袋里的印象多了，印象逐渐清晰一点，对于整本书有一点成形的概念时，再挑重点的内容，狠狠地读，可能收效就会好一点。

为此，笔者特意把此书各篇的内容大意，用简单的一二句话来概述，盼能让读者放松心情，"先挑软柿子来吃"，或许更能加深读者学习的印象。

素问·上古天真论篇第一 素问·四气调神大论篇第二	**开宗明义，预防胜于治疗。** 此两部分首先阐述，如何效法于自然界阴阳变化的规律与春夏秋冬四时阴阳的变化，遵循正确的养生之道，以及五脏的精气主要是与肾气的强弱有关。
灵枢·五变第四十六	**不要怨天尤人，人体的禀赋原本就有强弱之分。** 本部分阐述，当自然界中风、雨、寒、暑、湿等邪气侵袭人体时，不同的体质就会形成不同的病症。
灵枢·贼风第五十八	**闭门家中坐，"病"从天上来？** 本部分阐述，为何有的人既没有感受邪气，也没有受惊恐情志的刺激，却莫名其妙患病的原因。
灵枢·百病始生第六十六	**人体为何会生病？** 本部分阐述，导致人体生病的主要原因，以及疾病形成后的各种变化规律。
素问·生气通天论篇第三	**什么是生命的根本？** 本部分阐述，生命的根本来自于阴阳的变化，且从风寒邪气、饮食、养生方面来阐述人体内阴阳变化的道理。
灵枢·周痹第二十七	**什么是痹证？** 本部分阐述，痹证又分为众痹与周痹。痹证的形成主要与风、寒、湿三邪气侵袭人体有关。久病不愈也会形成痹证（笔者注）。

灵枢·论痛第五十三	**简单地说，什么样的人比较能忍受疼痛？** 　　本部分阐述，为什么有些人比较能够忍受疼痛；有些人生病比较容易痊愈；有些人则比较能够忍受毒性强烈的药物。
灵枢·水胀第五十七	**注意！水肿、肠道息肉、子宫肌瘤是怎么来的？** 　　本部分阐述，水肿病可分成几种，当寒邪侵袭人体不同部位时，分别会形成水胀病、肤胀病、鼓胀病等水肿病，或肠覃（肠道内长息肉）、石瘕病（子宫肌瘤）。
灵枢·玉版第六十	**体内的阳气亢盛或是衰竭时，会出什么乱子？** 　　本部分阐述，什么情况下会导致体内的阳气相对偏盛，以至于形成痈疽病。相反，当人体正气衰竭，或是真元衰竭时，就会导致死亡的5种逆证。
灵枢·五禁第六十一	**人定不见得一定胜天，有些情况马虎不得。** 　　本部分阐述，不能随变针刺的原则，不能随变用泻法攻下的原则，以及症状与脉象相反的5种情况。
素问·汤液醪醴论篇第十四	**现在的人生病，为什么就不容易痊愈？** 　　本部分阐述，如果病人的神气已经起不了支配作用，或是病人与医生不能配合，病情就不容易痊愈。
素问·热论篇第三十一	**一条经脉或两条经脉患病时，哪一种比较严重？** 　　本部分阐述，患伤寒病时病邪传变的规律，以及当表里经脉同时感受寒邪时，会出现怎样的脉象和症状？
素问·评热病论篇第三十三	**长点见识，举些病例来瞧瞧！** 　　本部分阐述，阴阳交病、风厥病、劳风病、肾风病（肾炎）、风水病（俗称肾积水）等常见病症的病因。

前言

前言

素问·疟论篇第三十五

什么是风病与疟疾？
本部分阐述，风病与疟疾的病症非常相似，又同为外邪所引起，但风病通常持续性发作，而疟疾却规律性发作。这是什么原因呢？

素问·咳论篇第三十八

咳嗽竟然也有很多拜把兄弟！
本部分阐述，五脏六腑的病变都会令人咳嗽，咳嗽又分为肺咳、心咳、肝咳、脾咳、肾咳，以及胃咳、胆咳、大肠咳、小肠咳、膀胱咳。

素问·举痛论篇第三十九

人体为什么会感觉疼痛？
本部分阐述，五脏突然发生疼痛的原因，以及寒邪停滞在经脉外，停滞在经脉中，停滞在肠胃间的膜原，或是停滞在督脉时的不同症状表现。

素问·风论篇第四十二

不要乱吹风，风邪是很厉害的！
本部分阐述，风邪从腧穴进入人体后，内传至五脏便产生五脏风病；风病又分为肺风、心风、肝风、脾风、肾风、偏风、脑风、目风、漏风、内风、首风、肠风、泄风。

素问·痹论篇第四十三

把痹证再说清楚一些！
本部分阐述，风、寒、湿三邪气所引起的行痹、痛痹、着痹、骨痹、筋痹、脉痹、肌痹、皮痹。痹证也会传变到五脏六腑而形成肺痹、心痹、肝痹、肾痹、脾痹、肠痹、膀胱痹。

素问·痿论篇第四十四

什么是痿证？
本部分阐述，痿证可以分为痿躄、脉痿、筋痿、肉痿、骨痿等类型，以及"治痿独取阳明"的原因。

素问·厥论篇第四十五

什么是厥证？
本部分阐述，寒厥证、热厥证，以及六经厥证所出现的症状。

素问·病能论篇第四十六

长点见识,再举些病例来瞧瞧!
本部分阐述,胃脘痛、睡不安宁、不能仰卧、腰痛、阳厥、酒风等常见病证的病因。

素问·奇病论篇第四十七

快下课了,但有些病好像很耐人寻味!
本部分阐述,妇女怀孕九个月时,说话发不出声音,以及息积、伏梁病、疹筋、厥逆、脾瘅、胆瘅、厥病、胎病、肾风等。

前言

目录 Contents

第一编 养生学说 ·· 1

素问·上古天真论篇第一 ······························· 2

素问·四气调神大论篇第二 ···························· 12

第二编 病因病机学说 ·································· 19

灵枢·五变第四十六 ······································ 20

灵枢·贼风第五十八 ······································ 30

灵枢·百病始生第六十六 ································ 33

素问·生气通天论篇第三 ································ 42

第三编 病证学说 ·· 53

灵枢·周痹第二十七 ······································ 54

目录

灵枢·论痛第五十三……………………………………61

灵枢·水胀第五十七……………………………………65

灵枢·玉版第六十………………………………………70

灵枢·五禁第六十一……………………………………79

素问·汤液醪醴论篇第十四……………………………85

素问·热论篇第三十一…………………………………91

素问·评热病论篇第三十三……………………………100

素问·疟论篇第三十五…………………………………110

素问·咳论篇第三十八…………………………………128

素问·举痛论篇第三十九………………………………135

素问·风论篇第四十二…………………………………142

素问·痹论篇第四十三…………………………………149

素问·痿论篇第四十四…………………………………160

素问·厥论篇第四十五…………………………………169

素问·病能论篇第四十六………………………………177

素问·奇病论篇第四十七………………………………186

第一编

养生学说

素问·上古天真论篇第一

原文：

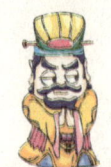
黄帝

昔在黄帝，生而神灵，弱而能言，幼而徇齐，长而敦敏，成而登天。乃问于天师曰：余闻上古之人，春秋皆度百岁，而动作不衰；今时之人，年半百而动作皆衰者，时世异耶？人将失之耶？

岐伯对曰：上古之人，其知道者，法于阴阳，和于术数，食饮有节，起居有常，不妄作劳，故能形与神俱，而尽终其天年，度百岁乃去。今时之人不然也，以酒为浆，以妄为常，醉以入房，以欲竭其精，以耗散其真，不知持满，不时御神，务快其心，逆于生乐，起居无节，故半百而衰也。

夫上古圣人之教下也，皆谓之虚邪贼风，避之有时，恬惔虚无，真气从之，精神内守，病安从来。是以志闲而少欲，心安而不惧，形劳而不倦，气从以顺，各从其欲，皆得所愿。故美其食，任其服，乐其俗，高下不相慕，其民故曰朴。是以嗜欲不能劳其目，淫邪不能惑其心，愚智贤不肖不惧于物，故合于道。所以能年皆度百岁而动作不衰者，以其德全不危也。

帝曰：人年老而无子者，材力尽邪？将天数然也？

岐伯曰：女子七岁，肾气盛，齿更发长。二七而天癸至，任脉通，太冲脉盛，月事以时下，故有子。三七，肾气平均，故真牙生而长极。四七，筋骨坚，发长极，身体盛壮。五七，阳明脉衰，面始焦，发始堕。六七，三阳脉衰于上，面皆焦，发始白。七七，任脉虚，太冲脉衰少，天癸竭，地道不通，故形坏而无子也。丈夫八岁，肾气实，发长齿更。二八，肾气盛，天癸至，精气溢泻，阴阳和，故能有子。三八，肾气平均，筋骨劲强，故真牙生而长极。四八，筋骨隆盛，肌肉满壮。五八，肾气衰，发堕齿槁。六八，阳气衰竭于上，面焦，发鬓颁白。七八，肝气衰，筋不能动，天癸竭，精少，肾藏衰，形体皆极。八八，则齿发去。肾者主水，受五藏六府之精而藏之，故五藏盛，乃能泻。今五藏皆衰，筋骨解堕，天癸尽矣。故发鬓白，身体重，行步不正，而无子耳。

帝曰：有其年已老而有子者何也？

岐伯曰：此其天寿过度，气脉常通，而肾气有余也。此虽有子，男不过尽八八，女不过尽七七，而天地之精气皆竭矣。

帝曰：夫道者年皆百数，能有子乎？

岐伯曰：夫道者能却老而全形，身年虽寿，能生子也。

帝曰：余闻上古有真人者，提挈天地，把握阴阳，呼吸精气，独立守神，肌肉若一，故能寿敝天地，无有终时，此其道生。中古之时，有至人者，淳德全道，和于阴阳，调于四时，去世离俗，积精全神，游行天地之间，视听八达之外，此盖益其寿命而强者也，亦归于真人。其次有圣人者，处天地之和，从八风之理，适嗜欲于世俗之间，无恚嗔之心，行不欲离于世，被服章，举不欲观于俗，外不劳形于事，内无思想之患，以恬愉为务，以自得为功，形体不敝，精神不散，亦可以百数。其次有贤人者，法则天地，象似日月，辨列星辰，逆从阴阳，分别四时，将从上古合同于道，亦可使益寿而有极时。

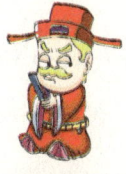

岐伯

【本部分主要阐述】

1. 远古时候的养生法则，为效法自然界阴阳变化的规律，饮食有节制，生活有规律，避开外界致病的因素，将精、气、神固守于内，以使形体与精神和谐统一，才能活到应该达到的寿命。

2. 说明五脏的精气衰败在于肾气的强弱，由于肾脏主管全身的精气，并接受五脏的精气而贮藏起来，因此，男子、女子，生、老、病、死的生命周期与肾气有密切的关联。

3. 远古时候，称为真人的人，能够把握天地阴阳的变化，保持心神内守，所以能同天地一样长久。中古时候称为至人的人，能和调于四时的变化，远离世俗的干扰，所以也能强壮身体，延长寿命。称为圣人的人，能顺从八方的变化，没有恼怒怨恨之心，精神不随意外散，所以寿命也可以达到100多岁。称为圣人的人，能顺应天地、日月、星辰与四时阴阳变化的规律，所以也能延长寿命。

第一编 养生学说

【重点说明】

　　黄帝，生来聪明，幼年时口齿伶俐，思维敏捷，长大后为人忠厚，做事勤奋，以后就做了天子。

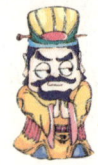 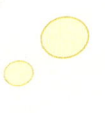

我听说上古时候的人，都能活到100多岁，而且他们的动作并不显出老态；现在的人，只活到50多岁，动作就显出衰老了，这是由于时代和环境的改变呢？还是违背了养生之道呢？

　　远古时候的人，知道养生法则，能效法自然界阴阳变化的规律，饮食有节制，生活有规律，不会过度的劳累，所以能使形体与精神和谐统一，因此能活到应该达到的寿命，100多岁才死。

　　现在的人就不是这样了啊！把酒当作米浆喝，经常违反正常的生活规律，喝醉酒后行房，不断地耗竭精气和真元，不知道保持真元的充盈；只追求一时的快乐，不善于控制情绪，所以只活到50岁左右就衰老了。

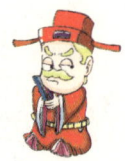

远古时候的人，饮食有节制，生活作息有规律。

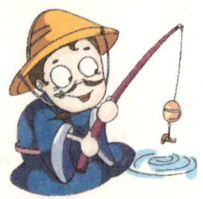

能使形体与精神和谐统一，因而能活到100多岁才死。

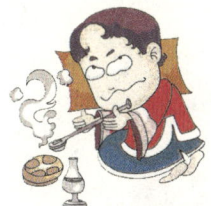

现在的人经常违反生活规律，不断地耗竭精气和真元。

不知道保持真元，不善于控制情绪，只活到50岁左右就衰老了。

素问·上古天真论篇第一

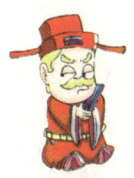

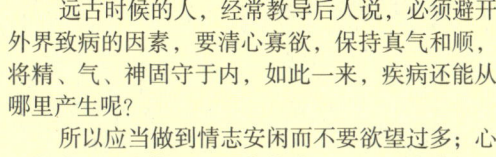

远古时候的人，经常教导后人说，必须避开外界致病的因素，要清心寡欲，保持真气和顺，将精、气、神固守于内，如此一来，疾病还能从哪里产生呢？

所以应当做到情志安闲而不要欲望过多；心地安定而不要惊恐；适当劳动而不要过度劳累，这样才能保持真气和顺。

每个人都能根据需要来满足：吃的食物都认为是甘美的；穿的衣服都觉得很满意；对于生活习俗能顺心；对别人的一切都不羡慕。这样才能达到纯朴的境界，才不会被物质所劳累，不会为淫邪的事物所迷惑。

无论是愚笨的、聪明的、贤能的和没能力的，都不会一味地追求物质享受，而是处处遵行养生之道。所以都能活到百岁而动作不衰退，才不会受衰老的危害。

第一编 养生学说

避开外界致病的因素。

疾病还能从哪里产生呢？

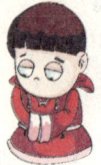

保持清心寡欲，保持真气和顺。

将精、气、神固守于内。

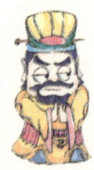

人老了就没有生殖能力了，是人的精力不够呢，还是自然规律的限制呢？

女子7岁时，肾气旺盛，开始换牙齿，头发长长。14岁时，天癸产生，任脉通顺，太冲脉气血充盛，月经按时来潮，所以具备了生育能力。21岁时，肾气发育平衡，恒牙生长，生长发育旺盛。28岁时，筋骨坚强，头发生长达到极点，身体壮实。35岁时，阴阳经脉的气血衰退，面部开始憔悴，头发开始脱落。42岁时，三阳经脉的气血衰退，面部完全憔悴，头发开始变白。49岁时，任脉空虚，太冲脉气血衰少，天癸尽竭，月经停止，形体衰老，丧失生殖能力。

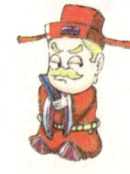

女子14岁时，天癸产生，任脉通顺，太冲脉气血充盛，月经来潮，具备生育能力。

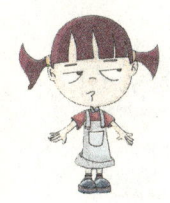

28岁时，筋骨坚强，头发生长达到极点，身体壮实。

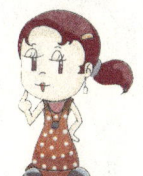

35岁时，阴阳经脉的气血衰退，面部开始憔悴，头发开始脱落。

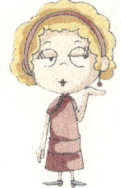

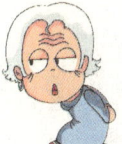

49岁时，任脉空虚，太冲脉气血衰少，天癸尽竭，月经停止，形体衰老，丧失生殖能力。

素问·上古天真论篇第一

男子8岁时，肾气充实，头发长长，牙齿更换。16岁时，肾气旺盛，天癸产生，精气充满而外泄，男女交合，就能生育孩子。24岁时，肾气发育均衡，筋骨强劲有力，恒牙生长，发育达到极点。32岁时，筋骨生长壮盛，肌肉丰满。40岁时，肾气衰退，头发开始脱落，牙齿松动。48岁时，阳气开始从面部衰退，面部憔悴，鬓发斑白。56岁时，肝脏精气衰退，筋骨活动不灵活，天癸尽竭，精气衰少，肾脏衰退，形体疲惫。64岁时齿落发脱。

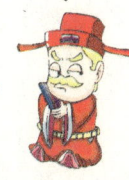

第一编 养生学说

男子16岁时，肾气旺盛，天癸产生，精气充满，能生育孩子。

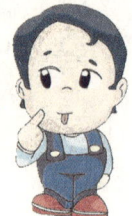
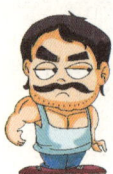

24岁时，肾气发育均衡，筋骨强劲有力，恒牙生长，发育达到极点。

48岁时，阳气从面部衰退，面部憔悴，鬓发斑白。

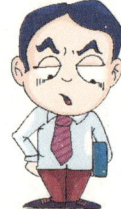
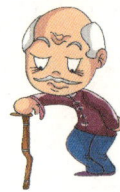

56岁时，肝脏精气衰退，天癸尽竭，精气衰少，肾脏衰退，形体疲惫。

　　肾脏主管全身的精气，它接受五脏的精气而贮藏起来，只有当五脏精气旺盛时，肾脏才有多余的精气外泄。
　　现在五脏的精气衰败，筋骨得不到濡养而松弛，天癸也尽竭了，所以鬓发变白，身体感觉沉重，行走不稳，于是丧失了生殖能力。

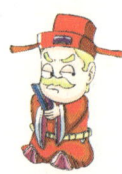

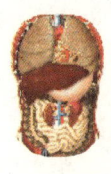

精气

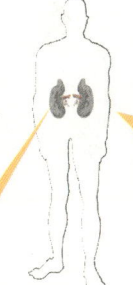

如果五脏的精气衰败，天癸也尽竭，鬓发就会变白，身体感觉沉重，行走不稳，于是丧失了生殖能力。

肾脏主管全身的精气，贮藏五脏的精气。

素问·上古天真论篇第一

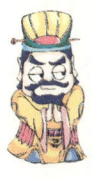

有些人年纪虽然老了，但仍然具有生育能力，这是什么道理呢？

这是由于天真之气旺盛，气血畅通，肾脏精气有余的缘故。即便如此，男子不会超过64岁，女子不会超过49岁，先天、后天之精仍会完全衰竭。

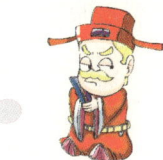

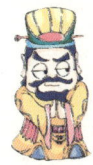

明白养生之道的人，年纪达到100多岁，还有生育能力吗？

遵守养生之道的人，因为能够延缓衰老的进程而保持健康，因此即使年岁很高，仍然具有生育能力。

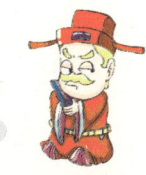

第一编 养生学说

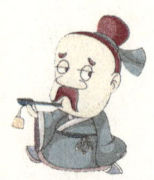

> 遵守养生之道的人，能够延缓衰老。

> 即使年岁很高，仍然具有生育能力。

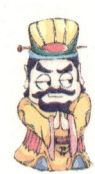

我听说远古时候，有一种称为真人的人，能够把握天地阴阳的变化，呼吸清净之气，保持心神内守，肌肉如同刚出生时一样丰满。所以，他们的寿命能同天地一样长久，而没有终了，这是因为养生的结果。

中古时候，有一种称为至人的人，道德淳朴，能和调于四时的变化，远离世俗的干扰，积蓄精气，保全神气，潇洒自如地生活，视、听远达八方之外。所以也能强壮身体，延长寿命，他们也属于远古时候的真人一类。

其次有一种称为圣人的人，能安然地生活，顺从八方的变化，生活在世俗之间，没有恼怒怨恨之心，行动不离开世俗，但不为事务所劳累，没有过多的忧虑，能安静愉快地生活，精神不随意外散，所以寿命也可以达到100多岁。

还有一种称为贤人的人，能顺应天地、日月、星辰与四时阴阳变化的规律来调养身体，与远古时候的真人相类似，所以也能延长寿命到最长年岁。

素问·上古天真论篇第一

能够把握天地阴阳的变化，呼吸清精之气，心神内守，所以寿命能够同天地一样长久。

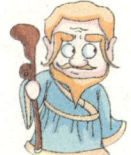

远古时候的真人

能调和于四时的变化，积蓄精神之气，保全视、听，远达八方之外。所以也能强壮身体，延长寿命。

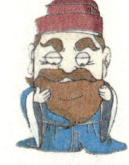

中古时候的至人

能安然地生活于自然界，没有恼怒怨恨之心，精神不随意外散，所以寿命也可以达到100多岁。

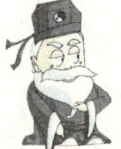

称为圣人的人

能顺应天地、日月、星辰与四时阴阳变化的规律，与远古时候的真人相类似，所以也能延长寿命到最长年岁。

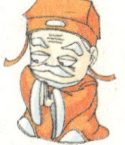

称为贤人的人

素问·四气调神大论篇第二

原文:

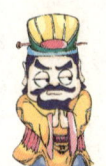
黄帝

春三月,此谓发陈,天地俱生,万物以荣,夜卧早起,广步于庭,被发缓形,以使志生,生而勿杀,予而勿夺,赏而勿罚,此春气之应,养生之道也。逆之则伤肝,夏为寒变,奉长者少。夏三月,此谓蕃秀,天地气交,万物华实,夜卧早起,无厌于日,使志无怒,使华英成秀,使气得泄,若所爱在外,此夏气之应,养长之道也。逆之则伤心,秋为痎疟,奉收者少,冬至重病。秋三月,此谓容平,天气以急,地气以明,早卧早起,与鸡俱兴,使志安宁,以缓秋刑,收敛神气,使秋气平,无外其志,使肺气清,此秋气之应,养收之道也。逆之则伤肺,冬为飧泄,奉藏者少。冬三月,此谓闭藏,水冰地坼,无扰乎阳,早卧晚起,必待日光,使志若伏若匿,若有私意,若已有得,去寒就温,无泄皮肤,使气亟夺,此冬气之应,养藏之道也。逆之则伤肾,春为痿厥,奉生者少。

天气,清净光明者也,藏德不止,故不下也。天明则日月不明,邪害空窍,阳气者闭塞,地气者冒明,云雾不精,则上应白露不下。交通不表,万物命故不施,不施则名木多死。恶气不发,风雨不节,白露不下,则菀槁不荣。贼风数至,暴雨数起,天地四时不相保,与道相失,则未央绝灭。惟圣人从之,故身无奇病,万物不失,生气不竭。逆春气,则少阳不生,肝气内变。逆夏气,则太阳不长,心气内洞。逆秋气,则太阴不收,肺气焦满。逆冬气,则少阴不藏,肾气独沉。

夫四时阴阳者,万物之根本也,所以圣人春夏养阳,秋冬养阴,以从其根,故与万物沉浮于长之门。逆其根,则伐其本,坏其真矣。故阴阳四时者,万物之终始也,死生之本也,逆之则灾害生,从之则苛疾不起,是谓得道。道者,圣人行之,愚者佩之。从阴阳则生,逆之则死,从之则治,逆之则乱。反顺为逆,是谓内格。是故圣人不治已病治未病,不治已乱,治未乱,此之谓也。夫病已成而后药之,乱已成而后治之,譬犹渴而穿井,斗而铸锥,不亦晚乎!

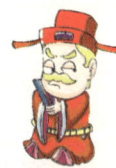
岐伯

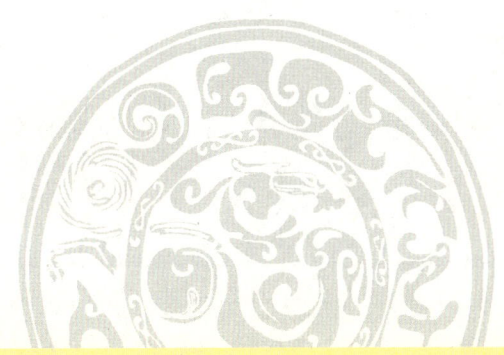

素问·四气调神大论篇第二

【本部分主要阐述】

1. 养生法则。

春季的养生法则：如果春季的少阳之气不生发，肝脏便出现病变。
夏季的养生法则：如果夏季的太阳之气不生长，心脏便出现虚弱。
秋季的养生法则：如果秋季的太阴之气不收敛，肺脏便焦热胀满。
冬季的养生法则：如果冬季的少阴之气不闭藏，肾气便衰竭于下。

2. 四时阴阳的变化是万物的生长、衰老与死亡的根本，如果违背了便会产生灾害，顺从它便不会产生疾病，这样就称得上掌握了养生之道。

3. 圣人遵循养生之道，愚昧的人则违背它。所以圣人不是等到生病了才治疗，而是在病之前就能防治；不是等到问题已经产生了才处理，而是在问题产生之前就能处理。

【重点说明】

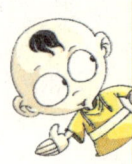
　　春季的三个月,万物开始萌生,呈现出新生的状态,万物欣欣向荣。人们应当晚睡早起,披散着头发,放松形体,漫步在庭院中,使精神顺应自然界的生长之性,而不应抵制它。
　　这是春季的养生法则,如果违背这种法则,就会伤损肝脏,供给夏季长养的力量就减少了,到了夏天就容易出现寒性病变。

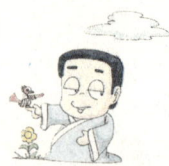

　　春季的三个月,应当晚睡早起,放松形体,使精神顺应自然界的生长之性。

　　如果违背了春季的法则,就会伤损肝脏。

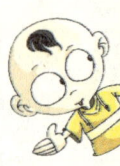
　　夏季的三个月,万物生长茂盛。由于天地阴阳之气相交,万物开花结果。人们应当晚睡早起,不要厌恶炎热的气候,应该保持心情舒畅,使阳气宣泄通畅。
　　这是夏季养生的法则,如果违背了这种法则,就会伤损心脏,供给秋季敛收的力量就减少了,到了秋季便会发生疟疾,到了冬季会出现更严重的疾病。

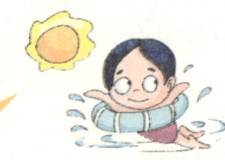

　　夏季的三个月,应当晚睡早起,保持心情舒畅,使阳气宣泄通畅。

　　如果违背了夏季的法则,就会伤损心脏。

第一编　养生学说

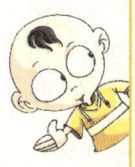

秋季的三个月，是万物收获的季节。此时秋风劲急，秋高气爽，地气清肃。人们应该早睡早起，收敛精神而不外散，以缓和秋季肃杀的伤伐，使神气安定。

这是秋季养生的法则，如果违背这种法则，就会伤损肺脏，到了冬季便会出现完谷不化的泄泻，供给冬季蓄藏的就减少了。

秋季的三个月，人们应该早睡早起，收敛精神而不外散，以缓和秋季肃杀的伤伐，使神气安定。

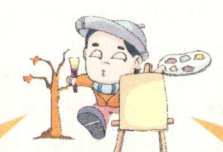

如果违背了秋季的法则，就会伤损肺脏。

素问·四气调神大论篇第二

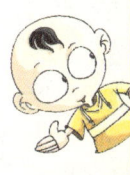

冬季的三个月，是万物伏藏的季节。自然界一片水冰地冻的景象。人们应当早睡晚起，等到太阳升起时才起床，保持精神安定而不外泄，要避开寒冷的刺激，保持温暖，不要过多出汗，以免损伤正气。

这是冬季养藏的法则，如果违背这种法则，就会伤损肾脏，到了春季便会出现痿厥一类的疾病，供给春季生长的就减少了。

冬季的三个月，人们应当早睡晚起，保持精神安定，要避开寒冷的刺激，保持温暖，不要过多出汗而损伤正气。

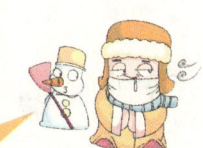

如果违背了冬季的法则，就会伤损肾脏。

第一编 养生学说

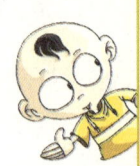

天气清净光明，天德隐蔽而运转不息，万物才能生养不息。如果天气不清明，邪气便会充斥于空中，使得阳气闭塞，地气蒙蔽，云雾弥漫，雨露不降；天地之气不能交合，万物的生命就不能延续，于是巨大的树木也会死亡。

如果恶劣之气不散，风雨不调，空中的白露不降，草木就会枯槁；如果邪风经常刮起，暴雨时常发作，违背了气候的规律，万物的生命就会夭折死亡。

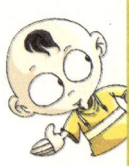

违背春季的养生之气，则少阳之气便不会生发，肝脏便会出现病变。

违背夏季的养生之气，则太阳之气便不会生长，心脏便会出现虚弱。

违背秋季的收养之气，则太阴之气便不会收敛，肺脏便会焦热胀满。

违背冬季的冬藏之气，则少阴之气便不会闭藏，肾气便会衰竭于下。

违背春季的养生之气，肝脏便会出现病变。

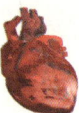

违背了夏季的养生之气，心脏便会出现虚弱。

违背了秋季的收养之气，肺脏便会焦热胀满。

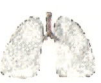

违背了冬季的冬藏之气，肾气便会衰竭于下。

四时阴阳的变化，是万物生长的根本，所以圣人在春夏两季着重保持阳气；在秋冬两季着重保养阴气，所以能与自然界的万物一样维持正常的规律。

如果违背了这个原则，就会破坏生命的根本，损坏真元之气。所以说四时阴阳的变化，是万物的生长、衰老与死亡的根本，违背了便会产生灾害，顺从它便不会产生疾病，这样就称得上掌握了养生之道。

圣人遵循这个法则，愚昧的人违背这个法则。顺从阴阳的变化就健康；违背它就会生病甚至死亡；顺从它就正常，违背它就混乱。

所以圣人不是等到生病了才治疗，而是在病之前就能防治；不是等到问题已经发生了才处理，而是在问题产生之前就能处理。

如果疾病产生了再去治疗，问题已经形成了再去处理，就如同口渴了才去挖井，战斗发生了才去制造武器一样，这不是已经太晚了吗？

素问·四气调神大论篇第二

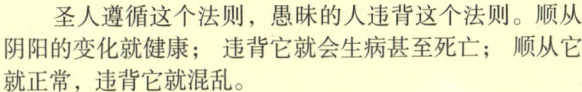

圣人遵循阴阳变化的法则。

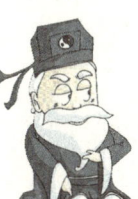

所以圣人不是等到生病了才治疗，而是在病之前就能防治。

第二编 病因病机学说

灵枢·五变第四十六

原文：

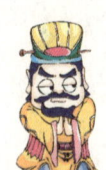
黄帝

黄帝问于少俞曰：余闻百疾之始期也，必生于风雨寒暑，循毫毛而入腠理，或复还，或留止，或为风肿汗出，或为消瘅，或为寒热，或为留痹，或为积聚，奇邪淫溢，不可胜数。愿闻其故。夫同时得病，或病此，或病彼，意者天之为人生风乎，何其异也？

少俞曰：夫天之生风者，非以私百姓也，其行公平正直，犯者得之，避者得无殆，非求人而人自犯之。

帝曰：一时遇风，同时得病，其病各异，愿闻其故。

少俞曰：善乎哉问！请论以比匠人。匠人磨斧斤砺刀，削斲材木。木之阴阳，尚有坚脆，坚者不入，脆者皮弛，至其交节，而缺斤斧焉。夫一木之中，坚脆不同，坚者则刚，脆者易伤，况其材木之不同，皮之厚薄，汁之多少，而各异耶。夫木之早花先生叶者，遇春霜烈风，则花落而叶萎。久曝大旱，则脆木薄皮者，枝条汁少而叶萎。久阴淫雨，则薄皮多汁者，皮溃而漉。卒风暴起，则刚脆之木，枝折杌伤。秋霜疾风，则刚脆之木，根摇而叶落。凡此五者，各有所伤，况于人乎。

帝曰：以人应木奈何？

少俞答曰：木之所伤也，皆伤其枝，枝之刚脆而坚，未成伤也。人之有常病也，亦因其骨节皮肤腠理之不坚固者，邪之所舍也，故常为病也。

帝曰：人之善病风厥漉汗者，何以候之？

少俞答曰：肉不坚，腠理疏，则善病风。

帝曰：何以候肉之不坚也？

少俞答曰：腘肉不坚而无分理者，肉不坚，肤粗而皮不致者，腠理疏。此言其浑然者。

帝曰：人之善病消瘅者，何以候之？

少俞答曰：五藏皆柔弱者，善病消瘅。

帝曰：何以知五藏之柔弱也？

少俞答曰：夫柔弱者，必有刚强，刚强多怒，柔者易伤也。

帝曰：何以候柔弱之与刚强？

少俞答曰：此人薄皮肤而目坚固以深者，长衡直扬，其心刚，刚则多怒，怒则气上逆，胸中蓄积，血气逆留，髋皮充肌，血脉不行，转而为热,热则消肌肤,故为消瘅,此言其人暴刚而肌肉弱者也。

帝曰:人之善病寒热者,何以候之?

少俞答曰:小骨弱肉者,善病寒热。

帝曰:何以候骨之小大,肉之坚脆,色之不一也。

少俞答曰:颧骨者,骨之本也。颧大则骨大,颧小则骨小。皮肤薄而其肉无,其臂懦懦然,其地色殆然,不与其天同色,污然独异,此其候也。然后臂薄者,其髓不满,故善病寒热也。

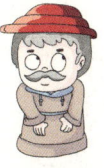

少俞

帝曰:何以候人之善病痹者?

少俞答曰:粗理而肉不坚者,善病痹。

帝曰:痹之高下有处乎?

少俞答曰:欲知其高下者,各视其部。

帝曰:人之善病肠中积聚者,何以候之?

少俞答曰:皮肤薄而不泽,肉不坚而淖泽,如此则肠胃恶,恶而邪气留止,积聚乃作。脾胃之间,寒温不次,邪气稍至;蓄积留止,大聚乃起。

帝曰:余闻病形,已知之矣,愿闻其时。

少俞答曰:先立其年,以知其时,时高则起,时下则殆,虽不陷下,当年有冲通,其病必起,是谓因形而生病,五高之纪也。

【本部分主要阐述】

1. 风、雨、寒、暑、湿等邪气,从肌表侵入腠理后发展成为各种疾病,为什么同时得病的人,有的患这种病,有的患那种病?

2. 以工人伐木为例来说明,不同的树木受气候的影响还会产生不同的损伤,何况是人呢?

3. 风邪病:肌肉脆弱,腠理疏松的人,比较容易患风邪病。

消渴病:五脏柔弱的人,比较容易患消渴病。

寒热病:凡是骨骼小且肌肉脆弱的人,容易患寒热病。

痹病:腠理疏松而肌肉不结实的人,就容易患痹病。

肠胃积聚病:皮肤瘦薄不润泽,肌肉不坚实的人,容易积聚而患病,如果由于饮食寒热不节,即使轻微的邪气稍有侵犯,也会积聚而成为积聚病。

4. 时令节气对于疾病的影响:凡是气候对疾病有利时,病情就会好转;凡是气候对疾病不利时,病情就会恶化。

第二编 病因病机学说

【重点说明】

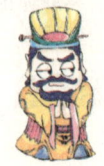

疾病的产生,是由于风、雨、寒、暑、湿等邪气,从肌表侵入腠理后发展成为各种疾病。

比如,有的形成风邪病,有的形成消渴病,有的形成寒热病,有的形成痹病,有的形成积聚病。

为什么同时得病的人,有的患这种病,有的患那种病,难道这是自然界特别产生不同性质的邪气吗?否则怎么会有这些差别呢?

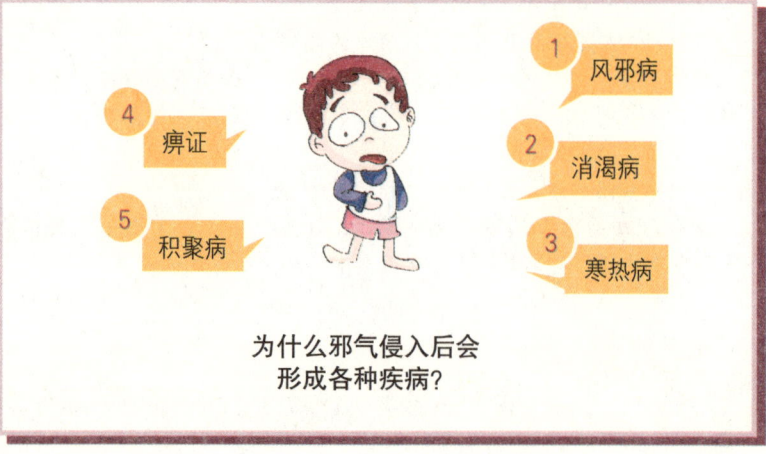

1. 风邪病
2. 消渴病
3. 寒热病
4. 痹证
5. 积聚病

为什么邪气侵入后会形成各种疾病?

自然界所生的邪气,不是特别为哪个人设置的,而是人不能事先预防才患病的。

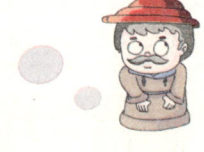

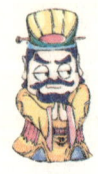

有些人在某一个时期遭受邪气,又同时得病,但所患的病症却不同,这是为什么呢?

请让我以工人伐木为例来说明吧。

工人用斧头去砍木材，由于木材的阴阳面有坚脆的差别，坚硬的不容易砍，脆弱的容易碎裂，而遇到树枝有节的部位，甚至还会损伤斧头。

同一棵树木，每个部分都有坚脆的不同，更何况不同的树木，彼此的差异就会更大。

如果是花叶生长较早的，遇到大风或春霜，就容易凋落。如果是质脆而皮薄的，遇到烈日暴晒或大旱，就容易干枯。如果是皮薄而含水多的，遇到长期的阴雨，就容易溃烂。如果是刚脆的树木，遇到狂风，就容易折断；遇到秋霜或大风，树根就容易动摇，树叶就会零落。不同的树木，受气候变化的影响，还会产生不同的损伤，更何况是人呢！

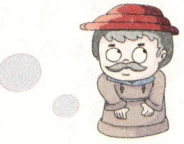

灵枢·五变第四十六

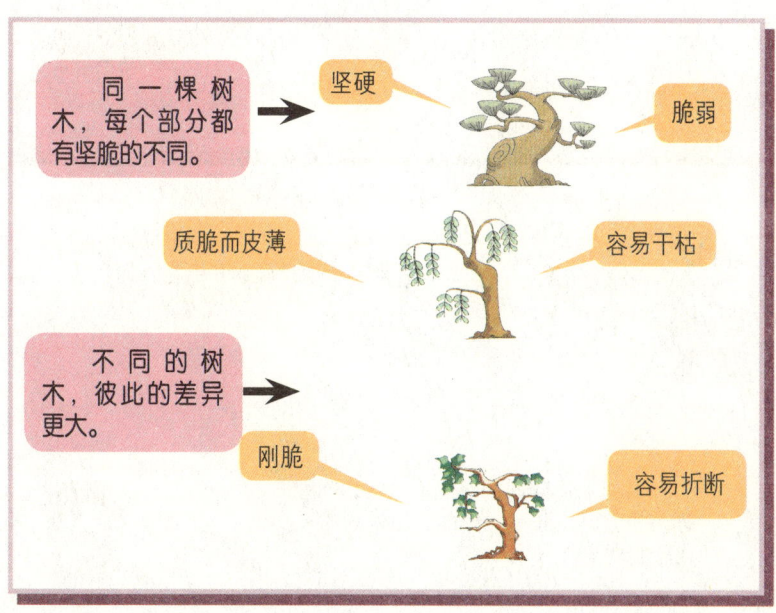

第二编 病因病机学说

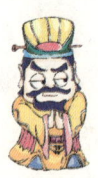

有些人容易患风邪病而洒洒汗出,这些人有什么特征呢?

肌肉脆弱,腠理疏松的人,比较容易患风邪病。

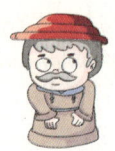

容易患风邪病的人

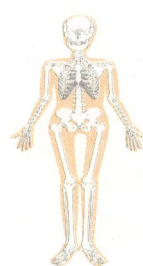

肌肉脆弱

腠理疏松

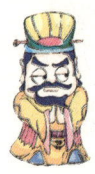

怎样才能分辨肌肉脆弱和不脆弱呢?

凡是肌肉隆起的部位不结实,腠理疏松并且皮肤不致密的,肌肉通常比较脆弱。

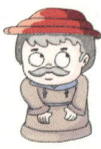

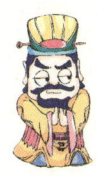

有些人经常患消渴病,这些人有什么特征呢?

五脏柔弱的人,比较容易患消渴病。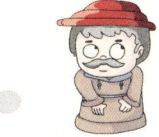

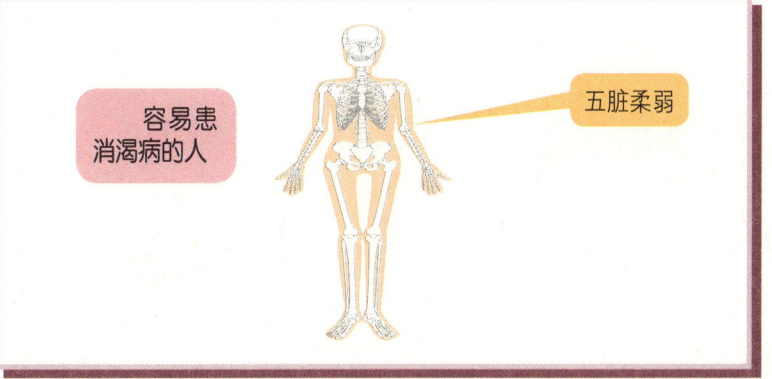

容易患消渴病的人 —— 五脏柔弱

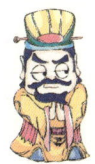 怎样分辨五脏是否柔弱呢?

凡是皮肤薄弱,眼睛深陷,眉毛上扬的人,性情比较刚强,性情刚强就容易发怒,发怒使气机上逆,于是血随气上而积聚在胸中,造成气血脉运行不畅,郁积的气血逐渐转为热象,邪热能耗损阴液,肌肤得不到津液供养而变得更为瘦薄,最后就成为消渴病。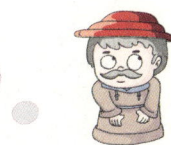

灵枢·五变第四十六

第二编 病因病机学说

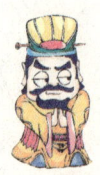

有些人容易患寒热病，这些人有什么特征呢？

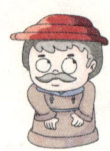

凡是骨骼小且肌肉脆弱的人，容易患寒热病。

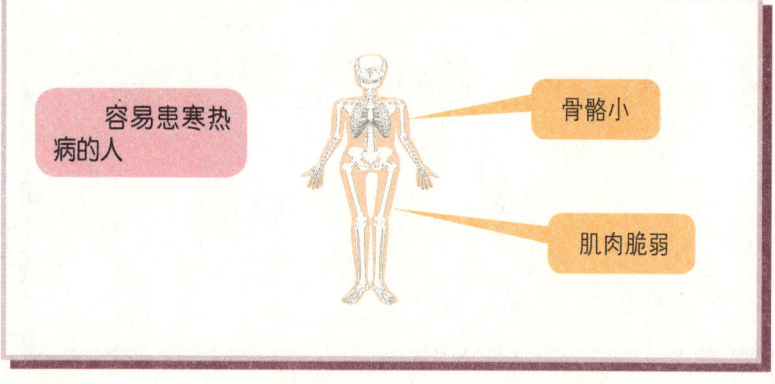

容易患寒热病的人 —— 骨骼小 / 肌肉脆弱

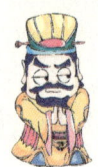

如何分辨骨骼的大小，肌肉的坚脆，气色的不同呢？

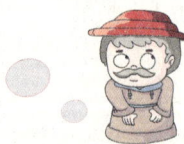

颧骨是骨骼的基本标志。颧骨大则全身骨骼就大，颧骨小则全身骨骼就小；皮肤瘦薄而肌肉又没有结实隆起处的部分，就比较没有力气；下巴的神色晦暗像是蒙上污垢，与天庭的色泽不一致，这就是分辨骨、肉、色的方法。

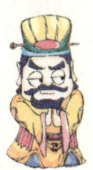

有些人容易患痹病,这些人有什么特征呢?

腠理疏松而肌肉不结实的人,就容易患痹病。

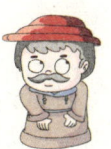

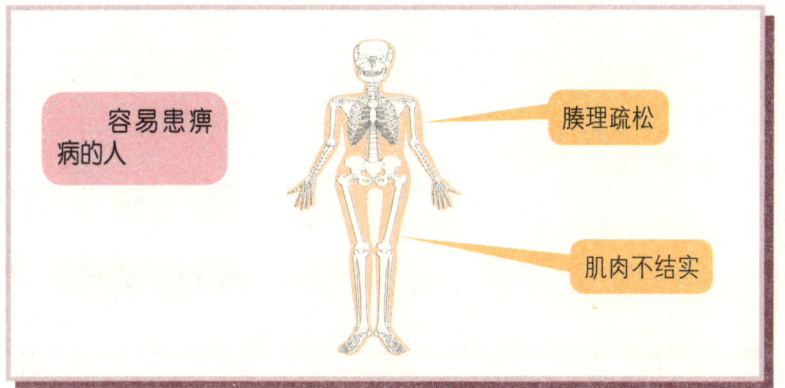

容易患痹病的人 — 腠理疏松 / 肌肉不结实

灵枢·五变第四十六

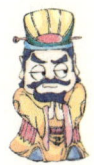

痹病发生的部位有上下固定的位置吗?

要想知道痹病部位的上下,就要细察每个部位的虚实情况。

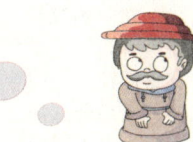

第二编 病因病机学说

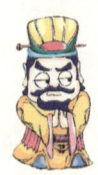

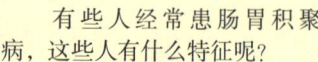

有些人经常患肠胃积聚病，这些人有什么特征呢？

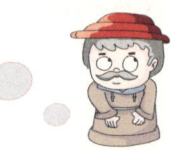

皮肤瘦薄不润泽，肌肉不坚实而缺乏润泽。像这样的现象，就是肠胃功能不健全，因此邪气就容易积聚而患病，如果脾胃之间，由于饮食寒热不节，即使轻微的邪气稍有侵犯，也会积聚而成为积聚病。

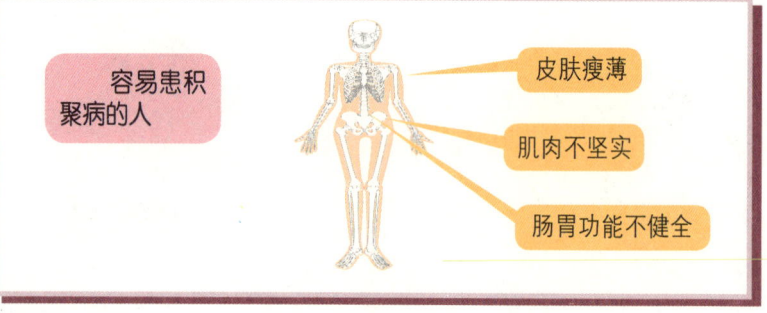

容易患积聚病的人：皮肤瘦薄、肌肉不坚实、肠胃功能不健全

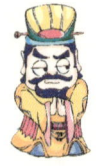

时令节气对于疾病有什么影响呢？

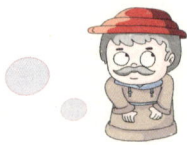

首先要确定当年的节气变化，然后再推算各个时令的气候。凡是气候对疾病有利时，病情就会好转；凡是气候对疾病不利时，病情就会恶化；即使某个时令的气候变化并不剧烈，但如果某些人不能适应，也会患病；这就是由于体质不同而产生不同的病证，这就是五变的纲要。

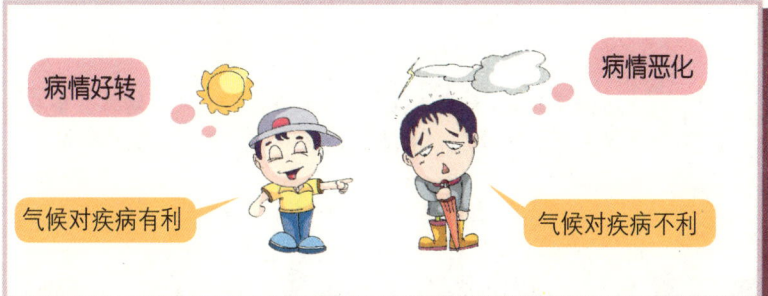

灵枢·贼风第五十八

原文：

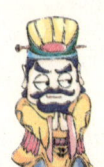
黄帝

黄帝曰：夫子言贼风邪气之伤人也，令人病焉，今有其不离屏蔽，不出室穴之中，卒然病者，非不离贼风邪气，其故何也？

岐伯曰：此皆尝有所伤于湿气，藏于血脉之中，分肉之间，久留而不去；若有所堕坠，恶血在内而不去。卒然喜怒不节，饮食不适，寒温不时，腠理闭而不通。其开而遇风寒，则血气凝结，与故邪相袭，则为寒痹。其有热则汗出，汗出则受风，虽不遇贼风邪气，必有因加而发焉。

帝曰：今夫子之所言者，皆病人之所自知也。其毋所遇邪气，又毋怵惕之所志，卒然而病者，其故何也？惟有因鬼神之事乎？

岐伯

岐伯曰：此亦有故邪留而未发，因而志有所恶，及有所慕，血气内乱，两气相搏。其所从来者微，视之不见，听而不闻，故似鬼神。

帝曰：其视而已者，其故何也？

岐伯曰：先巫者，因知百病之胜，先知其病之所从生者，可祝而已也。

【本部分主要阐述】

1. 贼风会使人患病。
2. 有的人没有感受邪气，也没有受惊恐及情志的刺激，却突然发病。
3. 外在有邪气趁机与内邪相互搏结，于是产生了疾病。

【重点说明】

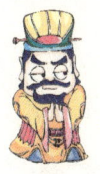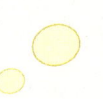

您说贼风会使人患病,但是有些人即使留在室内不出门,没有贼风的侵袭,却仍旧患病,这是什么原因呢?

这是因为曾经受过邪气的侵袭,而邪气长久留滞在血脉和肌肉中,或是因为曾受外伤,受伤部位的淤血停滞而不去。此时,如果情绪、饮食、气候等因素突然改变,都会使人腠理闭塞而不宣通。

比如,如果腠理宣开时却感受风寒之邪,就会使得血气凝聚,新感与旧邪相互搏结,于是发展为寒痹证。

比如,有人因热而汗出,当汗出肌腠疏松时感受风邪,此时虽然没有遇到贼风的侵袭,但一定存在着原有的宿邪,加上新感的邪气,才会发生疾病。

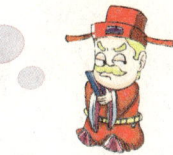

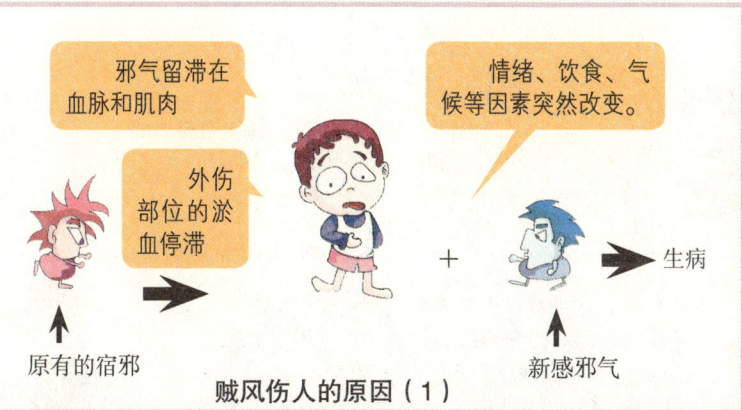

贼风伤人的原因(1)

灵枢·贼风第五十八

第二编 病因病机学说

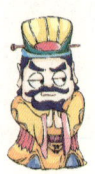

现在您所说的，都是病人自己所能知道的，但有的人既没有感受邪气，也没有受到刺激，却突然发病，这是什么缘故呢？是因为鬼神作祟吗？

这也是因为有旧邪停留在体内还未发作，由于情志的刺激太大，造成气血逆乱，此时，外在的邪气趁机与旧邪相互搏结，于是产生了疾病。这些细微的变化，眼看不见，耳听不到，就好像鬼神作祟一般。

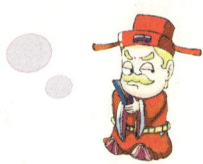

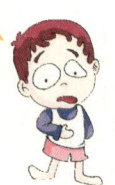 情志的刺激太大  气血逆乱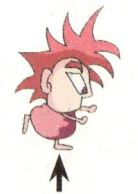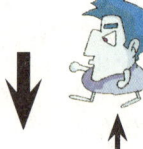

原有的宿邪　　生病　　新感邪气

贼风伤人的原因（2）

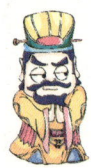

既然不是鬼神作祟，却能用祝祷的方式把病治好，这是什么原因呢？

古代的巫医，是因为懂得疾病发生的原因，以及治疗疾病的方法，所以用祝祷的方法就能治好病。

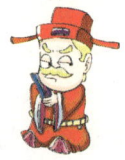

灵枢·百病始生第六十六

原文：

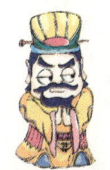
黄帝

　　黄帝问于岐伯曰：夫百病之始生也，皆生于风雨寒暑，清湿喜怒。喜怒不节则伤藏，风雨则伤上，清湿则伤下。三部之气，所伤异类，愿闻其会。

　　岐伯曰：三部之气各不同，或起于阴，或起于阳，请言其方。喜怒不节，则伤藏，藏伤则病起于阴也；清湿袭虚，则病起于下；风雨袭虚，则病起于上，是谓三部。至于其淫泆，不可胜数。

　　帝曰：余固不能数，故问先师，愿卒闻其道。

　　岐伯曰：风雨寒热，不行虚邪，不能独伤人。卒然逢疾风暴雨而不病者，盖无虚故邪不能独伤人，此必因虚邪之风，与其身形，两虚相得，乃客其形，两实相逢，众人肉坚。故中于虚邪也，因于天时，与其身形，参以虚实，大病乃成，气有定舍，因处为名，上下中外，分为三员。是故虚邪之中人也，始于皮肤，皮肤缓则腠理开，开则邪从毛发入，入则抵深，深则毛发立，毛发立则淅然，故皮肤痛。留而不去，则传舍于络脉，在络之时，痛于肌肉，其病时痛时息，大经乃代。留而不去，传舍于经，在经之时，洒淅喜惊。留而不去，传舍于输，在输之时，六经不通，四肢则肢节痛，腰脊乃强。留而不去，传舍于伏冲之脉，在伏冲之时，体重身痛。留而不去，传舍于肠胃，在肠胃之时，贲响腹胀，多寒则肠鸣飧泄，食不化，多热则溏出糜。留而不去，传舍于肠胃之外，募原之间，留着于脉，稽留而不去，息而成积。或着孙脉，或着络脉，或着经脉，或着输脉，或着于伏冲之脉，或着于膂筋，或着于肠胃之募原，上连于缓筋，邪气淫泆，不可胜论。

　　帝曰：愿尽闻其所由然。

　　岐伯曰：其着孙络之脉而成积者，其积往来上下，臂手孙络之居也，浮而缓，不能句积而止之，故往来移行肠胃之间，水凑渗注灌，濯濯有音，有寒则䐜䐜满雷引，故时切痛。其着于阳明之经，则挟脐而居，饱食则益大，饥则益小。其着于缓筋也，似阳明之积，饱食则痛，饥则安。其着于肠胃之募原也，痛而外连于缓筋，饱食则安，饥则痛。

第二编 病因病机学说

其着于伏冲之脉者，揣揣应手而动，发手则热气下于两股，如汤沃之状。其着于膂筋在肠后者，饥则积见，饱则积不见，按之不得。其着于输之脉者，闭塞不通，津液不下，孔窍干壅。此邪气之从外入内，从上下也。

帝曰：积之始生，至其已成奈何？

岐伯曰：积之始生，得寒乃生，厥乃成积也。

帝曰：其成积奈何？

岐伯曰：厥气生足悗，悗生胫寒，胫寒则血脉凝涩，血脉凝涩则寒气上入于肠胃，入于肠胃则䐜胀，䐜胀则肠外之汁沫迫聚不得散，日以成积。卒然多食饮则脉满，起居不节，用力过度，则络脉伤，阳络伤则血外溢，血外溢则衄血，阴络伤则血内溢，血内溢则后血，肠胃之络伤，则血溢于肠外，肠外有寒汁沫与血相搏，则并合凝聚不得散而积成矣。卒然外中于寒，若内伤于忧怒，则气上逆，气上逆则六输不通，温气不行，凝血蕴裹而不散，津液涩渗，着而不去，而积皆成矣。

帝曰：其生于阴者奈何？

岐伯

岐伯曰：忧思伤心；重寒伤肺；忿怒伤肝；醉以入房，汗出当风，伤脾；用力过度，若入房汗出浴，则伤肾。此内外三部之所生病者也。帝曰：善。治之奈何？岐伯答曰：察其所痛，以知其应，有余不足，当补则补，当泻则泻，毋逆天时，是谓至治。

【本部分主要阐述】

1. 疾病发生与风、雨、寒、暑、凉、湿以及喜、怒等情志的内伤有一定的关系。

2. 喜怒、风雨、清湿三邪气会分别侵袭人体的不同部位。

3. 疾病的变化规律：可以纵向分为上、中、下三部，或横向分为表、里、半表半里三个层次。

4. 积病的原因，主要是受到寒邪的侵犯而产生的，寒邪逆行而上，形成了积病。

5. 疾病发生在内脏的病因可分为：忧愁思虑损伤心脏、风寒和饮食损伤肺脏、愤恨恼怒损伤肝脏、酒醉行房汗出受风损伤脾脏、过度用力或汗出洗澡损伤肾脏。

【重点说明】

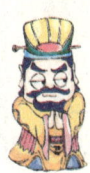

疾病的发生，都与风、雨、寒、暑、凉、湿等外邪的侵袭，以及喜、怒等情志的内伤有关。

如果喜怒不节制就会损伤脏器，而风雨邪气会损伤人的上部，清湿邪气则损伤人的下部。

喜怒、风雨、清湿三种邪气，所伤及的部位各不相同，这是什么原因呢？

灵枢·百病始生第六十六

风、雨、寒、暑、凉、湿等外邪的侵袭。

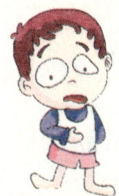

喜、怒等情志的内伤。

导致疾病发生的因素

喜怒、风雨、清湿三邪气分别侵袭人体的不同部位，有的会引起阴分发病、有的会引起阳分发病。

当喜怒太过时，容易伤及内脏，内脏属阴，因此引起阴分的疾病；当人体的下部出现虚弱时，容易受到清湿邪气的侵袭，因此引起下部的疾病；当人体的上部出现虚弱时，容易受到风雨邪气的侵袭，因此引起上部的疾病。这就是邪气容易侵犯人体的三部。

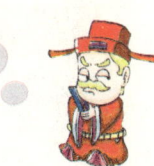

第二编 病因病机学说

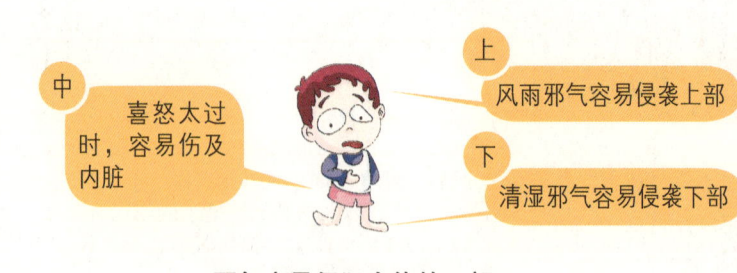

上 风雨邪气容易侵袭上部
中 喜怒太过时，容易伤及内脏
下 清湿邪气容易侵袭下部

邪气容易侵犯人体的三部

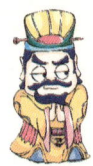

疾病的变化，有什么规律吗？

如果人体不虚弱，就不容易受到风雨寒热邪气的侵袭，也就是说，即使此时受到暴风雨袭击，有些人却不会生病，这是因为他们的身体并不虚弱，所以邪气不能伤害他们。如果正气虚弱，又受到外界虚邪气的侵袭，虚邪与虚弱的正气相互搏结，就会产生疾病，如果正气不虚，外界的气候又很正常，就不会产生疾病。

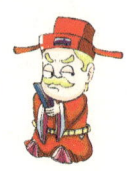

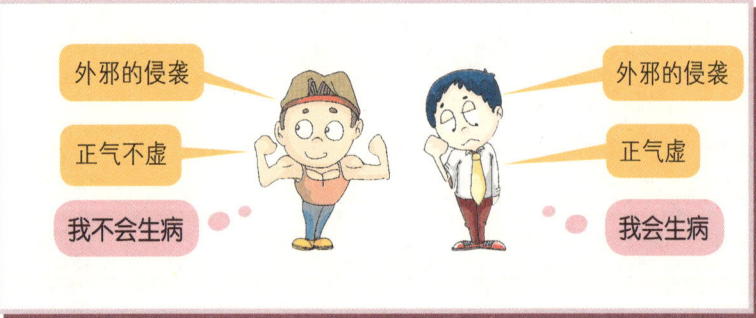

外邪的侵袭　正气不虚　我不会生病
外邪的侵袭　正气虚　我会生病

不同性质的邪气侵犯人体不同的部位，而邪气所侵犯的部位，可以从纵向分为上、中、下三部，或是从横向分为表、里、半表半里。

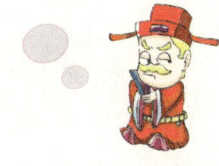

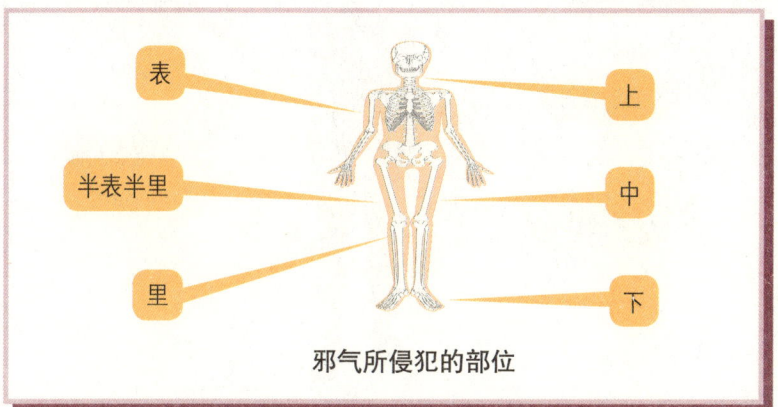

邪气所侵犯的部位

灵枢·百病始生第六十六

所以邪气侵犯人体，首先是从毛孔进入人体，然后逐渐深入体内，使得皮肤表面寒战，皮肤疼痛；如果邪气滞留不去，就会传变到络脉，引起肌肉疼痛，如果邪气滞留不去，就会传变到经脉，引起恶寒或经常惊恐。

如果邪气滞留不去，就会传变到腧脉，造成十二经的气血不通畅，使得肢节疼痛，腰脊强硬。

如果邪气滞留不去，就会传变到伏冲脉，导致身体沉重或疼痛。

如果邪气滞留不去，就会传变到肠胃，引起腹胀肠鸣，此时若是寒邪盛，就会导致肠鸣而泻稀便，若是热邪盛，就会导致泄下臭秽的大便。

如果邪气滞留不去，就会传变到肠胃外的膜原而留滞着于血脉中，当邪气与气血相互搏结，阻碍气血运行，就会结聚而成为积块。

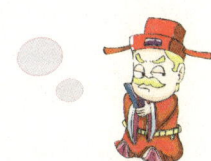

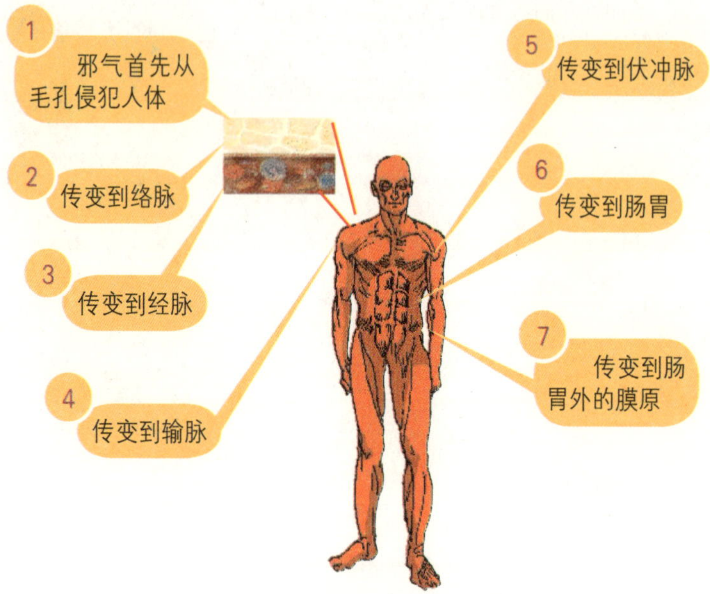

第二编 病因病机学说

1. 邪气首先从毛孔侵犯人体
2. 传变到络脉
3. 传变到经脉
4. 传变到输脉
5. 传变到伏冲脉
6. 传变到肠胃
7. 传变到肠胃外的膜原

疾病的传变规律

总之，邪气侵犯到人体后，或滞留于孙脉，或滞留于络脉，或滞留于经脉，或滞留于输脉，或滞留于伏冲之脉，或滞留于膂筋，或滞留于肠胃的膜原，或滞留于缓筋，邪气浸淫泛滥，是说不尽的。

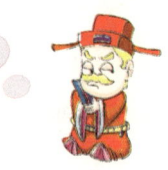

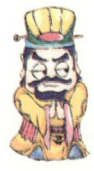

能详尽地说明这些原因吗？

邪气滞留在孙络所成的积块，由于孙络浮浅而松弛，不能使其固定不动，所以积块可以在肠胃间移动；当水液通过时会出现濯濯的声音；遇寒时会有腹胀，并且伴有刀割的剧痛。邪气滞留在阳明经脉所成的积块，通常位于脐两旁，积块在吃饱时就增大，饥饿时就变小。邪气滞留在缓筋所成的积块，形状和阳明经脉的积块相似，吃饱时就疼痛，饥饿时就疼痛减轻。相反的，邪气滞留在肠胃膜原所成的积块，吃饱时就不痛，饥饿时就疼痛。邪气滞留在伏冲脉所成的积块，用手按积块时会有跳动感，举起手时会感到一股热气下窜到两股间，好像被热汤浇灌般而难以忍受。邪气滞留在膂筋所成的积块，通常位于肠胃后方，积块在饥饿时会显现，在吃饱时就消失。邪气滞留在输脉所成的积块，会阻滞脉道，使得津液不能正常流通，造成毛囊干涩。这些都是邪气从外到内，从上到下的临床表现。

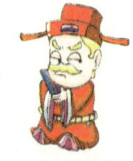

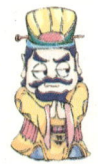

积病的病因是什么呢？

积病的病因主要是受到寒邪的侵犯而产生的，寒邪逆行而上，于是形成了积病。

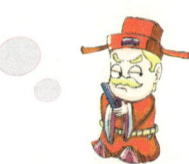

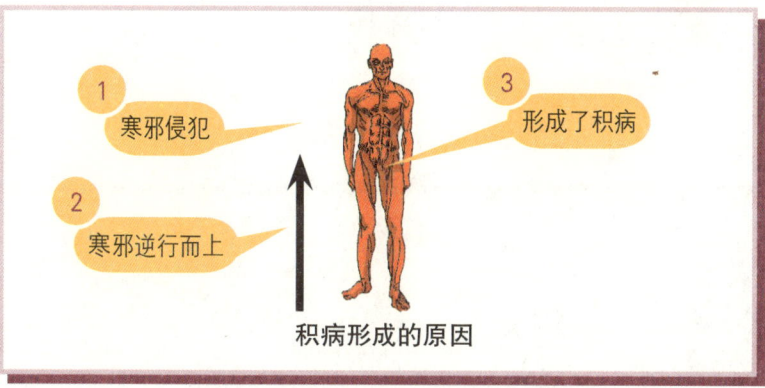

1 寒邪侵犯
2 寒邪逆行而上
3 形成了积病

积病形成的原因

灵枢·百病始生第六十六

第二编 病因病机学说

寒邪造成的厥逆之气，首先使足部疼痛而怕冷，逐渐发展使得胫部也怕冷，之后寒邪导致血脉的凝滞，且传变到肠胃，引起腹胀，同时迫使肠胃外的汁沫积聚而阻塞气血运行，最后发展成为积病。又因多食暴饮，或因生活不节制，或因用力过度，都会导致络脉受伤，如果上部的络脉受伤，则血往伤口处外溢而使鼻子出血。如果下部的络脉受伤，则血往伤口处内溢而使大便出血；如果肠外之络脉受到损伤，当血液流散于肠外时，刚好肠外有寒邪，则肠外的汁沫与外溢之血液相互凝聚而不能够消散，于是形成了积病。如果突然感受了寒邪，而又被忧伤愤怒情志所伤，造成气机上逆，使得气血运行不畅，阳气不能发挥温煦作用，则血液凝聚而不能消散，津液干涩不能渗灌，于是就形成了积病。

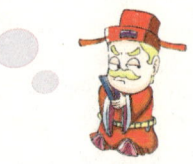

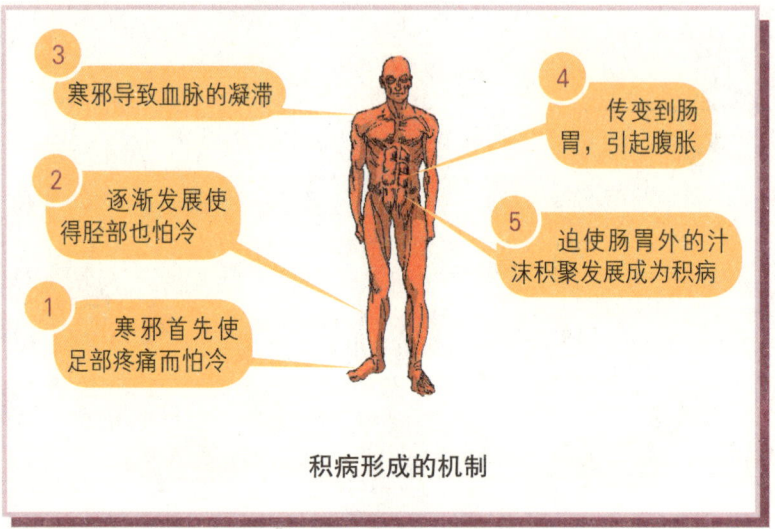

积病形成的机制

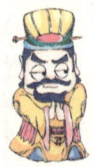

疾病发生在内脏的病因是什么呢？

忧愁思虑过度，就会损伤心脏；外感的风寒和饮食的寒冷相伴，就会损伤肺脏；愤恨恼怒过度，就会损伤肝脏；酒醉行房，汗出又受风，就会损伤脾脏；用力过度，或行房后汗出洗澡，就会损伤肾脏。这是内外三部发生的疾病的一般情况。

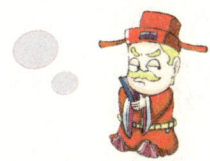

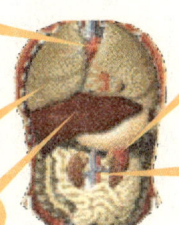

忧愁思虑过度，损伤心脏。

外感风寒和饮食寒冷，损伤肺脏。

愤恨恼怒过度，损伤肝脏。

酒醉行房，汗出又受风，损伤脾脏。

用力过度，行房后汗出洗澡，损伤肾脏。

积病发生在内脏的病因

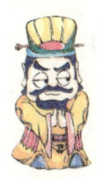

这些疾病应当如何治疗呢？

审察疼痛的部位，就能知道病变所在，根据疾病的虚实，虚则补之，实则泻之，同时不要违逆四时气候的规律，这就是最好的治疗原则。

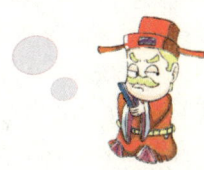

灵枢·百病始生第六十六

素问·生气通天论篇第三

原文：

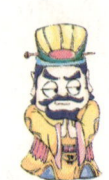
黄帝

黄帝曰：夫自古通天者生之本，本于阴阳。天地之间，六合之内，其气九州、九窍、五藏、十二节，皆通乎天气。其生五，其气三，数犯此者，则邪气伤人，此寿命之本也。苍天之气，清净则志意治，顺之则阳气固，虽有贼邪，弗能害也，此因时之序。故圣人传精神，服天气，而通神明。失之则内闭九窍，外壅肌肉，卫气散解，此谓自伤，气之削也。阳气者，若天与日，失其所，则折寿而不彰，故天运当以日光明。是故阳因而上，卫外者也。因于寒，欲如运枢，起居如惊，神气乃浮。因于暑、汗、烦则喘喝，静则多言。体若燔炭，汗出而散。因于湿，首如裹，湿热不攘，大筋绠短，小筋弛长，绠短为拘，弛长为痿。因于风，为肿，四维相代，阳气乃竭。阳气者，烦劳则张，精绝辟积于夏使人煎厥。目盲不可以视，耳闭不可以听，溃溃乎若坏都，汩汩乎不可止。阳气者，大怒则形气绝，而血菀于上，使人薄厥，有伤于筋纵，其若不容。汗出偏沮，使人偏枯。汗出见湿，乃生痤痱。高梁之变，足生大丁，受如持虚。劳汗当风，寒薄为皶，郁乃痤。阳气者，精则养神，柔则养筋。开阖不得，寒气从之，乃生大偻。陷脉为瘘，留连肉腠。俞气化薄，传为善畏，及为惊骇。营气不从，逆于肉理，乃生痈肿。魄汗未尽，形弱而气烁，穴俞以闭，发为风疟。故风者，百病之始也，清静则肉腠闭拒，虽有大风苛毒，弗之能害，此因时之序也。故病久则传化，上下不并，良医弗为。故阳蓄积病死，而阳气当隔，隔者当泻，不亟正治，粗乃败之。故阳气者，一日而主外，平旦人气生，日中而阳气隆，日西而阳气已虚，气门乃闭，是故暮而收拒，无扰筋骨，无见雾露，反此三时，形乃困薄。

岐伯曰：阴者，藏精而起亟也；阳者，卫外而为固也。阴不胜其阳，则脉流薄疾，并乃狂。阳不胜其阴，则五藏气争，九窍不通。是以圣人陈阴阳，筋脉和同，骨髓坚固，气血皆从。如是则内外调和，邪不能害，耳目聪明，气立如故。风客淫气，精乃亡，邪伤肝也。因而饱食，筋脉横解，肠澼为痔。因而大饮，则气逆。因而强力，肾气乃伤，高骨乃坏。凡阴阳之要，阳密乃固，两者不和，若春无秋，若冬无夏，因而和之，是谓圣度。故阳强不能密，阴气乃绝，阴平阳秘，精神乃治,阴阳离决,精气乃绝,因于露风,乃生寒热。是以春伤于风,邪气留连,乃为洞泄。夏伤于暑秋为痎疟。秋伤于湿,上逆而咳,发为痿厥。冬伤于寒,春必温病。四时之气,更伤五藏。

阴之所生,本在五味,阴之五宫,伤在五味。是故味过于酸,肝气以津,脾气乃绝。味过于咸,大骨气劳,短肌,心气抑。味过于甘,心气喘满,色黑,肾气不衡。味过于苦,脾气不濡,胃气乃厚。味过于辛,筋脉沮弛,精神乃央。是故谨和五味,骨正筋柔,气血以流,腠理以密,如是则骨气以精,谨道如法,长有天命。

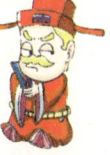
岐 伯

【本部分主要阐述】

1. 生命的根本来自于阴阳的变化,如果违反它,邪气便会伤害人体。

2. 阳气能抵御外邪,但若是生活没有规律,阳气不能内守而外浮,就容易受到外邪的侵袭。

3. 如果寒、暑、湿、风四种邪气更替伤害人体,阳气便会衰竭。

4. 煎厥证:如果繁劳过度,阳气便会亢盛而外张,相对地,阴精就会衰败于内,假如遇到炎热的夏暑,更伤人体阴液,就形成煎厥证。

薄厥证:如果大怒,阳气就会逆行上冲,血随气升而滞留于上,便会形成突然昏倒的薄厥证。

5. 阴精是与阳气相辅相成的,圣人能调和阴阳,因此耳聪目明,真气完毕;阴阳协调的关键,在于阳气固密于外,阴精才能潜藏于内。

6. 阴精的产生,来源于食物中酸、苦、甘、辛、碱五味。以过吃酸味,会使肝气过盛;过吃咸味,会使肾气受损;过吃甜味,会使心气烦躁;过吃苦味,使得胃气壅滞难行;过吃辛味,使得筋脉松弛,神气涣散。

第二编 病因病机学说

【重点说明】

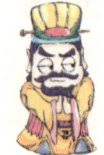

自古以来，人的生命活动与自然界是息息相关的，生命的根本来自于阴阳的变化。地上的九州、人的九窍、五脏以及十二关节，都与天地间的阴阳相通。天地间的阴阳，化生为地的五行，上应于三阴三阳之气，如果违反它，邪气便会伤害人体，这就是保养寿命的根本。气候清明，人便心情舒畅，则阳气就会密固，虽然遇到了外邪，也不会伤害人体，这是顺应天时变化的结果。所以圣人能专心顺应天时。否则就会内使九窍闭塞，外使肌肉壅滞，卫气涣散不固。这称为自伤，阳气也因此而被削弱。

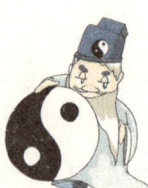

地上的九州、人的九窍、五脏以及十二关节，都与阴阳相通。

生命的根本来自于阴阳的变化

阴阳，化生为五行与三阴三阳，如果违反它，邪气便会伤害人体。

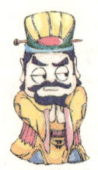

人体的阳气就像天上的太阳一样。天体的运转，离不开太阳的热能，人体阳气的运行，也应该向上疏布，发挥卫外的作用，才能抵御外邪；否则，如果阳气失常，就会折损寿命。如果人体感受了寒邪，阳气能抵御它，但若是生活没有规律，阳气不能内守而外浮，就容易受到外邪的侵袭。

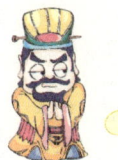

如果感受了暑邪，会出现多汗烦躁，喝喝而喘，安静时话多，身体烧得像炭火一样，发汗后才能解热；如果感受了湿邪，会出现头部沉重如裹，假使湿热长期未清，就会导致大筋脉收缩变短，小筋脉或者松弛变长，收缩变短就形成拘挛病，松弛变长就形成痿证；如果感受了风邪，就形成身体浮肿；如果寒、暑、湿、风四种邪气更替伤害人体，阳气便会衰竭。

素问·生气通天论篇第三

如果感受寒邪，阳气不能内守而外浮，就容易受到外邪的侵袭。

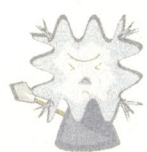

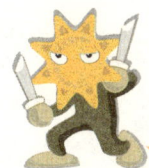

如果感受暑邪，会出现多汗烦躁，喝喝而喘，安静时话多，身体烧得像炭火一样，发汗后才能解热。

如果感受湿邪，会出现头部沉重如裹，假使湿热长期未清会导致大筋脉收缩变短，小筋脉松弛变长。

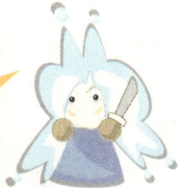

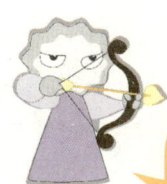

如果感受了风邪，就形成身体浮肿。

第二编 病因病机学说

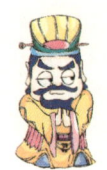

　　如果繁劳过度，阳气便会亢盛而外张，相对地阴精就会衰败于内，假如遇到炎热的夏暑，更伤人体阴液，就形成煎厥证。

　　煎厥证表现为双眼视物不清，双耳闭塞失听。发病时会突然昏厥，如同江堤崩倒般来势凶猛，像江水汹涌而不易控制。如果大怒，阳气就会逆行上冲，血随气升而滞留于上，便会形成突然昏倒的薄厥证。如果筋脉受损，就会导致筋脉弛纵，肢体不能自主活动。如果汗出时经常偏于身体的某一侧，就会形成半身不遂。如果汗出时感受湿邪气，便会形成小疖肿或汗疹。如果过食肥甘厚味，容易生长疔疮。劳累汗出时感受风寒之邪，风寒侵袭肌表，容易形成粉刺，郁久化热，便成为痤疮。

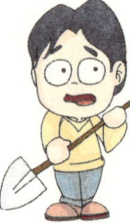

如果繁劳过度，使得阳气亢盛于外，阴精就会衰败于内。

假如遇到炎热的夏暑，更伤人体阴液，就会形成煎厥证。

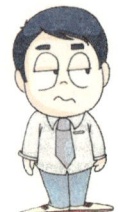

双眼视物不清

双耳闭塞失听

发病时会突然昏厥

煎厥证的征候

如果大怒,阳气就会逆行上冲。

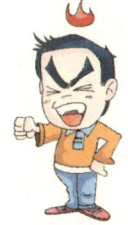

血随气升而滞留于上,便会形成突然昏倒的薄厥证。

薄厥证的形成

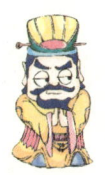

人体的阳气内可以温养神气和筋脉;如果阳气失常,寒邪会趁机侵入而留滞于经络,便会形成背部屈伸不利;如果寒邪留滞于肌肉腠理间,便会形成瘘病;如果寒邪内传脏腑,便会出现恐惧惊骇的症状;如果寒邪留滞于肌表,造成营卫运行不顺,便会形成痈肿疮疡;如果汗出未尽,形体衰弱时,感受风寒之邪,导致热气壅塞于体内,就会形成风疟。所以风邪是很多疾病的起始原因。当人神清气静时,肌肤腠理致密,即使有剧烈的外邪,也不能伤害人体,这是顺应四时变化的原因。

如果汗出未尽,形体衰弱时,感受风寒之邪,导致热气壅塞于体内,就会形成风疟。

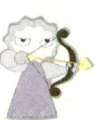
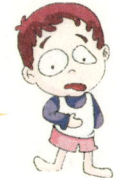

所以风邪是很多疾病的起始原因。

素问·生气通天论篇第三

第二编 病因病机学说

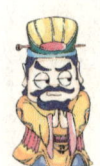

所以久病就会发生传变，使得上下阻隔，即便是良医也难以治疗。如果阳气蓄积不通，就是死证，此时应当用泻法治疗，若是让庸医治疗，必然会死亡。

人体的阳气，白天时行于体表。早晨阳气开始产生，中午阳气旺盛，下午阳气开始衰退，汗孔关闭。所以晚上阳气收敛时，不要扰动筋骨，不要受到雾露的侵袭。人如果违反这些阳气活动的规律，便容易生病。

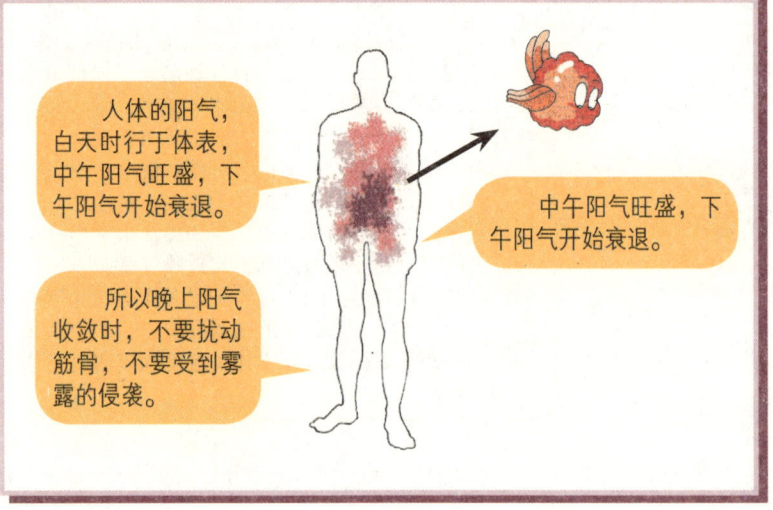

阴精是蓄藏在体内而与阳气相辅相成的；阳气具有护卫肌表的作用，如果阳盛阴衰，就会使得气血流动加速，甚至出现神志狂乱；如果阴盛阳衰，就会使得五脏气机不调，导致九窍不通。

所以圣人能调和阴阳，使筋脉协调，骨髓坚固，气血流畅，内外达到协调，不被邪气所害，因此耳聪目明，真气完备。

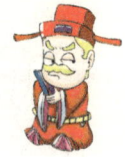

阳盛

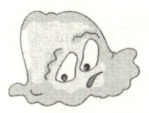

阴衰

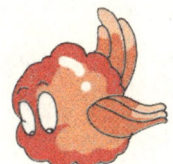

如果阳盛阴衰，就会使得气血流动加速，甚至出现神志狂乱。

阴盛

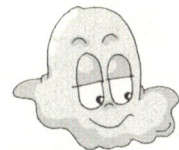

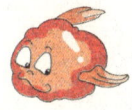

阳衰

如果阴盛阳衰，就会使得五脏气机不调，导致九窍不通。

素问·生气通天论篇第三

　　如果风邪侵袭人体而伤害肝脏，会使得精气受损，渐至衰亡；如果暴饮暴食伤害肠胃，使得筋脉纵弛，便会出现泻痢或是痔疮；如果饮酒过度，就会使得气机上逆；如果过度劳力，损伤肾精，就会使得腰椎受到损害。

　　阴阳协调的关键，在于阳气固密于外，阴精才能潜藏于内。如果阴阳失调，就像只有春季而没有秋季，只有冬季而没有夏季一样，所以调和阴阳是最重要的养生原则。如果阳气亢盛而不能固密，阴精就会耗损于内。只有阴阳协调，精神才能正常，如果阴阳分离，精气便会绝竭。

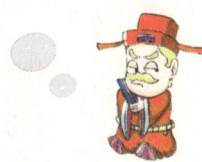

第二编 病因病机学说

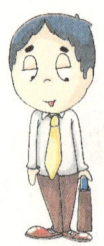

阴阳协调的关键，在于阳气固密于外，阴精才能潜藏于内。

如果阴阳失调，就像只有春季而没有秋季，只有冬季而没有夏季一样。

感受风邪，便出现恶寒发热。因此，春季感受了风邪，邪气留恋不除，到了夏季便出现完谷不化的泄泻；夏季感受暑邪，到了秋季便患疟疾；秋季感受湿邪，肺气上逆而成咳嗽，甚至发展为痿厥病；冬季感受寒邪，到了春季便出现温病；四季的邪气，都能互相更替而伤害五脏。

阴精的产生，来源于食物中酸、苦、甘、辛、咸五味。然而，五味既能滋养五脏，又能伤害五脏。所以过吃酸味，会使肝气过盛，脾气受克而衰绝；过吃咸味，会使肾气受损，骨头受伤，肌肉萎缩，水气上凌而心气被抑制；过吃甜味，会使心气烦躁，出现喘闷，面色黑，肾气失去平衡；过吃苦味，使得脾气失去濡润，胃气壅滞难行；过吃辛味，使得筋脉纵弛，神气涣散。因此应当调和五味，使得骨骼坚强，筋脉柔和，气血流畅，肌肤致密，像这样谨慎地养生，生命才能长久。

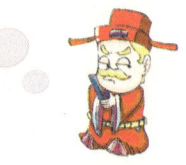

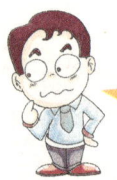

酸

过吃酸味，会使肝气过盛，脾气受克而衰绝。

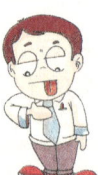

咸

过吃咸味，会使肾气受损，心气被抑制。

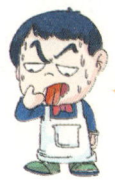

辛

过吃辛味，使得筋脉纵弛，神气涣散。

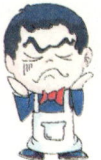

苦

过吃苦味，使得气失去濡润，胃气壅滞难行。

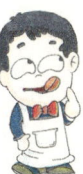

甜

过吃甜味，会使心气烦躁，肾气失去平衡。

素问·生气通天论篇第三

第三编

病证学说

灵枢·周痹第二十七

原文：

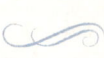

黄帝问于岐伯曰：周痹之在身也，上下移徙随脉，其上下左右相应，间不容空，愿闻此痛，在血脉之中耶？将在分肉之间乎？何以致是？其痛之移也，间不及下针，其慉痛之时，不及定治，而痛已止矣，何道使然？愿闻其故。

岐伯答曰：此众痹也，非周痹也。

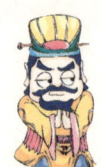

帝曰：愿闻众痹。岐伯对曰：此各在其处，更发更止，更居更起，以右应左，以左应右，非能周也，更发更休也。

帝曰：善。刺之奈何？

岐伯对曰：刺此者，痛虽已止，必刺其处，勿令复起。

帝曰：善。愿闻周痹何如？

岐伯对曰：周痹者，在于血脉之中，随脉以上，随脉以下不能左右，各当其所。

帝曰：刺之奈何？

岐伯对曰：痛从上下者，先刺其下以遏之，后刺其上以脱之；痛从下上者，先刺其上以遏之，后刺其下以脱之。

帝曰：善。此痛安生？何因而有名？

岐伯对曰：风寒湿气，客于外分肉之间，迫切而为沫，沫得寒则聚，聚则排分肉而分裂也，分裂则痛，痛则神归之，神归之则热，热则痛解，痛解则厥，厥则他痹发，发则如是。

帝曰：善。余已得其意矣。此内不在藏，而外未发于皮，独居分肉之间，真气不能周，故命曰周痹。故刺痹者，必先切循其下之六经，视其虚实，及大络之血结而不通，及虚而脉陷空者而调之，熨而通之，其瘛坚，转引而行之。

帝曰：善。余已得其意矣，亦得其事也。九者，经巽之理，十二经脉阴阳之病也。

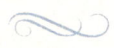

【本部分主要阐述】

1. 痹：会发生在各个部位，但不是都会同时产生疼痛，而是此起彼伏、交互性地痛。
2. 周痹：是邪气积聚在血脉中，随着血脉分布全身，因此周痹所引起的疼痛不会左右相互影响。
3. 风、寒、湿三邪气侵入分肉间后，将津液压为汁沫，汁沫受寒就会凝聚，除了阻碍气血的运行，还会进一步排挤分肉而使它分裂，因此导致疼痛。
4. 针刺痹证，首先必须切按病变的经脉，判别病症的虚实，才能正确地治疗。

灵枢·周痹第二十七

【重点说明】

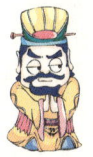

某些病邪侵入人体后，会引起全身疼痛，并且上下左右互相对应，这种疼痛是发生在血脉，还是在分肉之间呢？

此外，这种疼痛变化很快，有时候，当疼痛集中在某处时，还没来得及治疗，而疼痛却已经消失了，这是什么原因呢？

这病是众痹，而不是周痹。

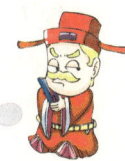

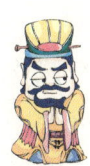

众痹有什么特征呢？

第三编 病证学说

众痹所引起的疼痛会发生在人体的各个部位，左侧会影响到右侧，右侧也会影响到左侧，但不是全身都会同时产生疼痛，而是此起彼伏，交互性地疼痛。

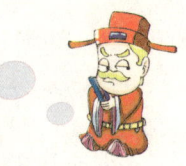

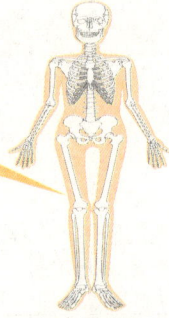

左侧会影响到右侧，右侧也会影响到左侧。

疼痛会发生在各个部位。

疼痛是此起彼伏，交互性地疼痛。

众痹的特征

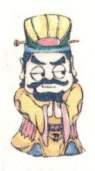

应该如何针刺治疗众痹呢？

治疗众痹时，即使某处的疼痛已经消失了，仍必须针刺该处，才能使疼痛不再发生。

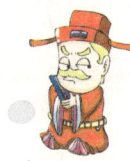

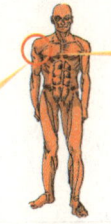

即使疼痛已经消失了

仍必须针刺此处

才能使疼痛不再发生

众痹的治疗

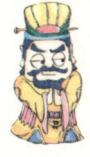

周痹有什么特征呢?

周痹,是邪气积聚在血脉中,随着血脉分布全身,因此周痹所引起的疼痛不会左右相互影响,而是邪气流窜到哪里,哪里就产生疼痛。

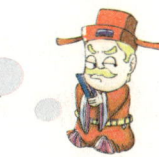

邪气积聚在血脉

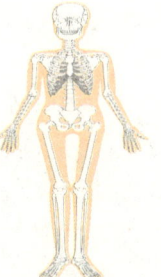

疼痛不会左右相互影响

邪气流窜到哪里,哪里就产生疼痛。

周痹的特征

灵枢·周痹第二十七

第三编 病证学说

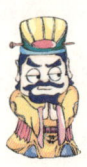

应该如何以针刺治疗周痹呢？

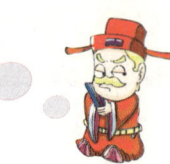

如果疼痛的发展是由上而下，就应该先刺其下，立即阻断邪气的传导，然后再刺其上才能除去病根；如果疼痛的发展是由下而上，就应该先刺其上阻断邪气的传导，然后再刺其下除去病根。

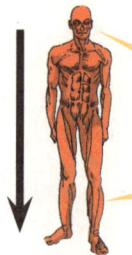

如果疼痛的发展是由上而下

再刺其上才能除去病根

先刺其下，阻断邪气的传导。

周痹的治疗

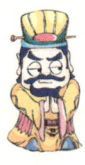

疼痛是怎样产生的呢？为什么称为周痹？

风、寒、湿三邪气侵入分肉间后，将津液压迫为汁沫，汁沫受寒就会凝聚，除了阻碍气血的运行，还会进一步排挤分肉而使它分裂，因此就导致疼痛。

当疼痛发生时，首先会引起精神集中在该处，精神一集中就会引起气血的聚集，气血一聚集该处就会发热，由于热能祛寒，因此疼痛就得到缓解，疼痛缓解后，原本的邪气又向其他部位发展，又产生新的疼痛。

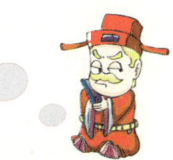

灵枢·周痹第二十七

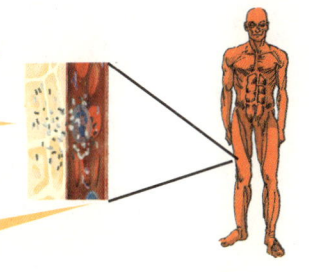

风、寒、湿气侵入分肉间后。

将津液压迫为汁沫而凝聚

阻碍气血的运行，并且排挤分肉，因此导致疼痛。

疼痛的原因

此病的病邪只侵入人体的分肉间，往内没有发展到脏腑，往外没有发展到皮肤，因此造成全身的真气不能正常运行，所以叫"周痹"。

因此，针刺痹证，首先必须切按病变的经脉，判别病症的虚实，大脉是否瘀阻，经脉是否陷下空虚，然后才能正确地治疗；比如用熨法可以温通经络，若有筋脉拘急坚紧的，用按摩法可以导引气血筋，疏通拘紧的经脉。

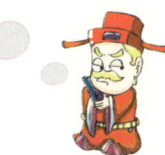

第三编 病证学说

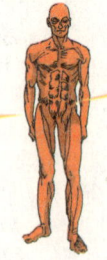

周痹病邪只侵入人体的分肉间

周痹病邪没有发展到脏腑和皮肤

周痹名称的由来

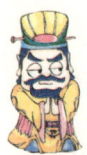

我已经明白这些道理。九针可以舒导经气，因此能用来治疗十二经脉虚实的病证。

灵枢·论痛第五十三

原文：

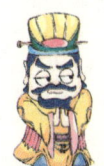
黄帝

黄帝问少俞曰：筋骨之强弱，肌肉之坚脆，皮肤之厚薄，腠理之疏密，各不同，其于针石火焫之痛何如？肠胃之厚薄坚脆亦不等，其于毒药何如？愿尽闻之。

少俞曰：人之骨强筋弱肉缓皮肤厚者耐痛，其于针石之痛、火焫亦然。

帝曰：其耐火焫者，何以知之？

少俞答曰：加以黑色而美骨者，耐火焫。

帝曰：其不耐针石之痛者，何以知之？

少俞曰：坚肉薄皮者，不耐针石之痛，于火焫亦然。

帝曰：人之病，或同时而伤，或易已，或难已，其故何如？

少俞曰：同时而伤，其身多热者易已，多寒者难已。

帝曰：人之胜毒，何以知之？

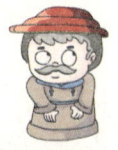

少俞

少俞曰：胃厚色黑大骨及肥者，皆胜毒；故其瘦而薄胃者，皆不胜毒也。

【本部分主要阐述】

1. 每个人的筋骨、肌肉、皮肤、腠理都不相同。骨骼强壮，肌肉结实，皮肤厚实的人，比较能够忍受疼痛，对于针刺和艾灸引起的疼痛自然也比较能够忍受。

2. 虽然同时患同样的病，如果身体正气足，属于实热体质的人就容易痊愈；如果身体正气不足，属于虚寒体质的人就很难痊愈。

3. 那些脾胃厚实，骨骼强壮，肥胖的人，比较能够忍受毒性强烈的药物；相反地，体质虚弱而且脾胃薄弱，比较不能够忍受毒性强烈的药物。

第三编 病证学说

【重点说明】

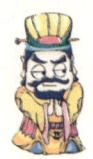

每个人的体质不同，比如说筋骨的强弱，肌肉的结实与否，皮肤的厚薄，腠理的粗密，都有区别；那么，这些人对于针刺和艾灸所引起的疼痛，会有什么不同的反应呢？

同时，每个人的肠胃也有厚薄和强弱的不同，他们对于药性强烈的药物，又会有什么不同的反应呢？

骨骼强壮，肌肉结实，皮肤厚实的人，比较能够忍受疼痛，对于针刺和艾灸引起的疼痛自然也比较能够忍受。

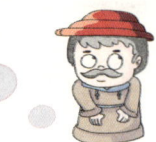

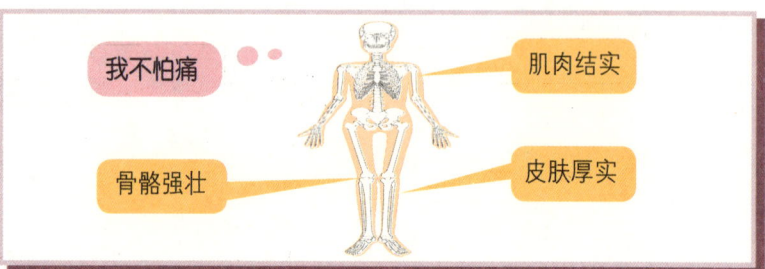

为什么有些人比较能够忍受艾灸所引起的疼痛？

皮肤黑，骨骼发育完美的人，比较可以忍受艾灸引起的疼痛。

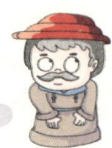

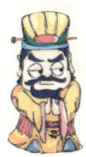
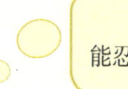
为什么有些人比较不能忍受针刺引起的疼痛？

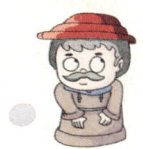
肌肉不结实，皮肤薄弱的人，比较不能忍受针刺或是艾火引起的疼痛。

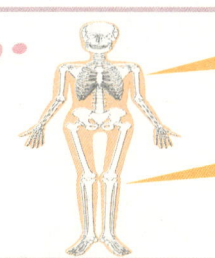
我怕痛　肌肉不结实　皮肤薄弱

灵枢·论痛第五十三

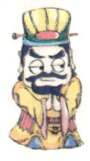
虽然同时患同样的病，有的人治疗后容易痊愈，有的人治疗后却很难痊愈，这是什么原因？

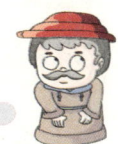
虽然同时患同样的病，如果身体正气足，属于实热体质的人就容易痊愈；如果身体正气不足，属于虚寒体质的人就很难痊愈。

第三编 病证学说

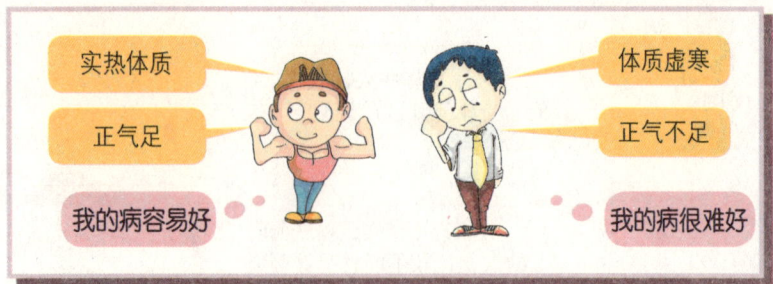

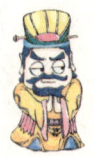 人体对于毒性药物的反应，有什么分别？

那些脾胃厚实，骨骼强壮，肥胖的人，比较能够忍受毒性强烈的药物；相反地，体质虚弱而且脾胃薄弱，比较不能够忍受毒性强烈的药物。

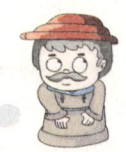

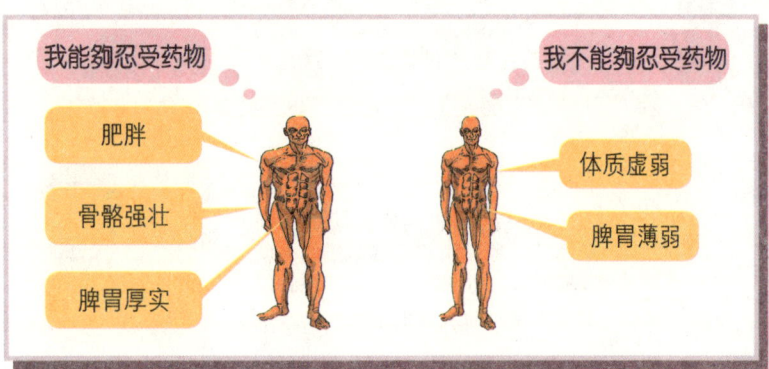

灵枢·水胀第五十七

原文：

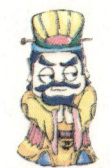
黄帝

黄帝问于岐伯曰：水与肤胀、鼓胀、肠覃、石瘕、石水，何以别之。

岐伯答曰：水始起也，目窠上微肿，如新卧起之状，其颈脉动，时咳，阴股间寒，足胫肿，腹乃大，其水已成矣。以手按其腹，随手而起，如裹水之状，此其候也。

帝曰：肤胀何以候之？

岐伯曰：肤胀者，寒气客于皮肤之间，㓻㓻然不坚，腹大，身尽肿，皮厚，按其腹，窅而不起，腹色不变，此其候也。

帝曰：鼓胀何如？

岐伯曰：腹胀身皆大，大与肤胀等也，色苍黄，腹筋起，此其候也。

帝曰：肠覃何如？

岐伯曰：寒气客于肠外，与卫气相搏，气不得荣，因有所系，癖而内著，恶气乃起，瘜肉乃生。其始生也，大如鸡卵，稍以益大，至其成也，如怀子之状，久者离岁，按之则坚，推之则移，月事以时下，此其候也。

帝曰：石瘕何如？岐伯曰：石瘕生于胞中，寒气客于子门，子门闭塞，气不得通，恶血当泻不泻，衃以留止，日以益大，状如怀子，月事不以时下。皆生于女子，可导而下。

帝曰：肤胀鼓胀可刺邪？

岐伯曰：先泻其胀之血络，后调其经，刺去其血络也。

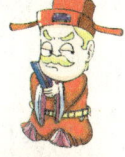
岐伯

【本部分主要阐述】

1. 水胀病刚发生时，眼眶上的眼胞会略微肿胀，随后，腹部和足胫会逐渐发肿；用手按腹部时，有如按在水袋上一样。
2. 肤胀病的特征是寒气积聚在皮肤间，引起全身和腹部的肿胀。
3. 鼓胀病的特征是全身和腹部肿胀。
4. 肠覃的病因是因为寒邪积聚在肠道，与卫气相搏，如果寒邪胜卫气而侵入肠道，阻碍气血的运行，就会形成肠道内的息肉。
5. 石瘕病是因为寒邪积聚在子宫口附近，影响气血的运行，当血块逐渐增大，外形如同怀孕一般，会影响到妇女月经的正常来潮。

【重点说明】

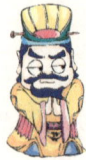

水胀病与肤胀、鼓胀、肠覃、石瘕、石水等病证,有什么不同的特征吗?

水胀病刚发生时,眼眶上的眼胞会略微肿胀,像是才刚睡醒的样子,并且会咳嗽;大腿内侧会感到阵阵的凉意,当切按人迎处的动脉时,会有明显的搏动,随后,腹部和足胫会逐渐发肿;用手按腹部时,有如按在水袋上一样。

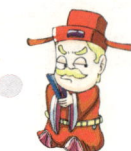

- 人迎处的动脉有明显的搏动
- 眼胞略微肿胀
- 咳嗽
- 大腿内侧感到凉意
- 腹部和足胫发肿

水胀病的特征

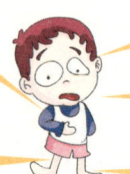

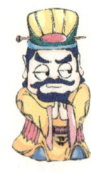

肤胀病的特征是什么呢?

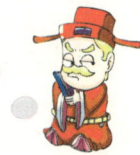

肤胀病的特征是寒气积聚在皮肤间,引起全身和腹部的肿胀,如果用手敲腹部,就像敲鼓一样有中空感;如果用力按腹部时,会凹陷不起,但是肚皮的颜色并不会改变。

灵枢·水胀第五十七

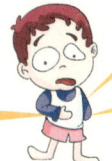

寒气积聚在皮肤间

全身和腹部肿胀

肚皮的颜色不会改变

按腹部时会凹陷不起

肤胀病的特征

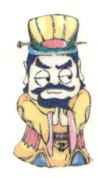

鼓胀的特征是什么呢?

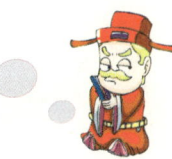

鼓胀病的特征是全身和腹部肿胀,肿胀的程度与肤胀差不多,但是鼓胀病的肤色比较苍黄,腹部还会出现青筋。

第三编 病证学说

肤色苍黄

腹部会出现青筋

全身和腹部肿胀

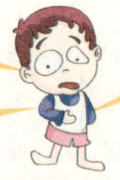

鼓胀病的特征

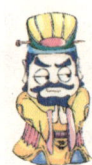

肠覃的特征是什么呢？

肠覃的病因是因为寒邪积聚在肠道，与卫气相搏，如果寒邪胜卫气而侵入肠道，阻碍气血的运行，就会形成肠道内的息肉。

当息肉刚生成时，大概有鸡蛋那么大，息肉发展的病程通常需要好几年，等到它长成后，就像妇女怀孕的样子，这时候，患息肉的部位会比较坚硬，用手推它又可以使它移动，此外，息肉并不影响妇女月经的正常来潮。

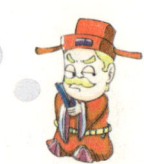

肠覃不影响妇女的月经

息肉患部比较紧硬

寒邪积聚在肠道，与卫气相搏。

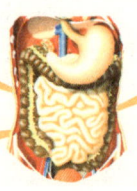

肠覃病的形成

68

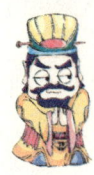

石瘕的特征是什么呢?

石瘕病一般发生在妇女的胞宫，病因是因为寒邪积聚在子宫口附近，影响气血的运行，最后导致经血不能正常排泄而停滞成血块，当血块逐渐增大后，外形如同怀孕一般，并且会影响到妇女月经的正常来潮；治疗石瘕病，必须用通导的方法来攻下它。

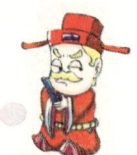

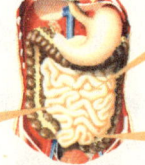

必须用通导法来治疗

寒邪积聚在子宫口附近，影响气血的运行。

会影响到妇女的月经

发生在妇女的胞宫

石瘕病的形成

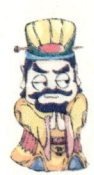

可以用针刺来治疗肤胀病和鼓胀病吗？

治疗肤胀病和鼓胀病时，必须先用针刺的泻法泻除淤血，然后才能调整病证的虚实。

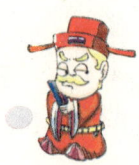

灵枢·水胀第五十七

灵枢·玉版第六十

原文：

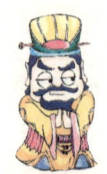
黄帝

黄帝曰：余以小针为细物也，夫子乃言上合之于天，下合之于地，中合之于人，余以为过针之意矣，愿闻其故。

岐伯曰：何物大于天乎？夫大于针者，惟五兵者焉。五兵者，死之备也，非生之具。且夫人者，天地之镇也，其不可不参乎？夫治民者，亦惟针焉。夫针之与五兵，其孰小乎？

帝曰：病之生时，有喜怒不测，饮食不节，阴气不足，阳气有余，营气不行，乃发为痈疽。阴阳不通，两热相搏，乃化为脓，小针能取之乎？

岐伯曰：圣人不能使化者，为之邪不可留也。故两军相当，旗帜相望，白刃陈于中野者，此非一日之谋也。能使其民，令行禁止，士卒无白刃之难者，非一日之教也，须臾之得也。夫至使身被痈疽之病，脓血之聚者，不亦离道远乎。夫痈疽之生，脓血之成也，不从天下，不从地出，积微之所生也。故圣人自治于未有形也，愚者遭其已成也。

帝曰：其已形，不予遭，脓已成，不予见，为之奈何？

岐伯曰：脓已成，十死一生，故圣人弗使已成，而明为良方，著之竹帛，使能者踵而传之后世，无有终时者，为其不予遭也。

帝曰：其已有脓血而后遭乎，不导之以小针治乎？

岐伯曰：以小治小者其功小，以大治大者多害，故其已成脓血者，其惟砭石铍锋之所取也。

帝曰：多害者其不可全乎？

岐伯曰：其在逆顺焉。

帝曰：愿闻逆顺。

岐伯曰：以为伤者，其白眼青黑，眼小，是一逆也；内药而呕者，是二逆也；腹痛渴甚，是三逆也；肩项中不便，是四逆也；音嘶色脱，是五逆也。除此五者为顺矣。

帝曰：诸病皆有逆顺，可得闻乎？

岐伯曰：腹胀，身热，脉大，是一逆也；腹鸣而满，四肢清，泄，其脉大，是二逆也；衄而不止，脉大，是三逆也；咳且溲血脱形，其脉小劲，是四逆也；咳，脱形身热，脉小以疾，是谓五逆也。如是者，不过十五日而死矣。其腹大胀，四末清，脱形，泄甚，是一逆也；腹胀便血，其脉大，时绝，是二逆也；咳溲血，形肉脱，脉搏，是三逆也；呕血，胸满引背，脉小而疾，是四逆也；咳呕腹胀，且飧泄，其脉绝，是五逆也。如是者，不及一时而死矣。工不察此者而刺之，是谓逆治。

帝曰：夫子之言针甚骏，以配天地，上数天文，下度地纪，内别五藏，外次六府，经脉二十八会，尽有周纪，能杀生人，不能起死者，子能反之乎？

岐伯曰：能杀生人，不能起死者也。

帝曰：余闻之则为不仁，然愿闻其道，弗行于人。

岐伯曰：是明道也，其必然也，其如刀剑之可以杀人，如饮酒使人醉也，虽勿诊，犹可知矣。

帝曰：愿卒闻之。

岐伯曰：人之所受气者，谷也。谷之所注者，胃也。胃者，水谷气血之海也。海之所行云气者，天下也。胃之所出气血者，经隧也。经隧者，五藏六府之大络也，迎而夺之而已矣。

帝曰：上下有数乎？

岐伯曰：迎之五里，中道而止，五至而已，五往而藏之气尽矣，故五五二十五而竭其输矣，此所谓夺其天气者也，非能绝其命而倾其寿者也。

帝曰：愿卒闻之。

岐伯曰：窥门而刺之者，死于家中；入门而刺之者，死于堂上。

帝曰：善乎方，明哉道，请着之玉版，以为重宝，传之后世，以为刺禁，令民勿敢犯也。

第三编 病证学说

【本部分主要阐述】

1. 情绪波动太大，饮食没有节制，都能引发疾病，而其原因主要是因为阴液不足，而使得阳气相对地偏盛。

2. 阳气与邪热搏结，熏蒸肌肤，阻碍气血的运行，就会逐渐发展成痈疽病。

3. 智者能够事先防范，避免疾病的发生；而愚者，由于不知事先防治，就只能忍受疾病的痛苦。

4. 有关痈疽病证的逆顺，如果眼白青黑，眼小，是逆证一；服药而呕的，是逆证二；伤痛且口渴严重的，是逆证三；肩颈强直而难以转动的，是逆证四；声音嘶哑且面色无华，是逆证五。

5. 当人体正气衰竭，不超过15天就会死亡的五种逆证：腹部胀大，发热，脉小，是逆证一；腹满肠鸣，四肢清冷，泄泻，脉大，是逆证二；衄血不止，脉大，是逆证三；咳嗽、小便尿血，肌肉消瘦，脉小而有力，是逆证四；咳嗽，形体消瘦，发热，脉小而快，是逆证五。

6. 当人体真元衰竭，不到一天的时间就会死亡的五种逆证：腹胀，四末逆冷，形体脱失、泄泻急甚，是逆证一；腹满而大便下血，脉大，时有间歇，是逆证二；咳嗽，小便尿血，肌肉脱脱，脉坚搏指，是逆证三；呕血，胸满而牵引背部，脉小而快，是逆证四；咳嗽腹胀满，大便泄泻，完谷不化，脉绝不至，是逆证五。

7. 经髓，就是联络五脏六腑的大络。如果在这些大络上，以针刺进行迎而夺之的泻法，就会误泻真气，甚至杀人。

【重点说明】

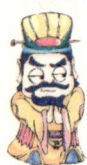

小针是这么小的东西，而您却说它能上合于天，下合于地，中合于人，是不是您言过其实了？

有什么东西能比天大？比针大的，指的是五种兵器。兵器，是用来杀人的，而不是治病的工具。

而小针才是用来治疗病人的。因此，小针与兵器相比，谁大谁小，不是很明显吗？

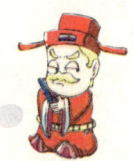

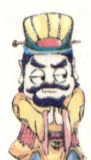

情绪波太大，饮食没有节制，都能引发疾病，而其原因主要是因为阴液不足，而使得阳气相对地偏盛，如果多余的阳气与邪热相互搏结，熏蒸肌肤，使得气血阻碍难行，当气血淤积成块，就会逐渐发展成痈疽病，此时，用小针能够治疗痈疽病证吗？

灵枢·玉版第六十

阴液不足，阳气相对偏盛。

当气血淤积成块，就会发展成痈疽病。

阳气与邪热相互搏结，熏蒸肌肤。

阻碍气血的运行

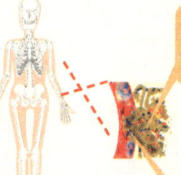

痈疽病的形成

痈疽和脓血的产生，是由于病邪阻碍气血正常运行后，逐渐形成的。因此，医术高明的人是不会等到脓血已经形成，才想到用小针治疗，而是在脓血还未形成前就进行治疗。这就是说，智者能够事先防范，避免疾病的发生；而愚者，由于不知事先防治，就只能忍受疾病的痛苦。

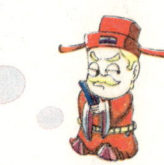

第三编 病证学说

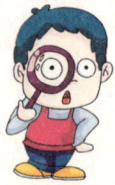
智者能够事先防范，避免疾病的发生。

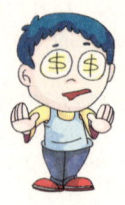
愚者不知事先防治，只能忍受疾病的痛苦。

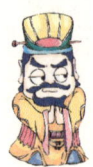
如果痈疽和脓血已经形成，而不能事先防范，此时应该如何治疗？

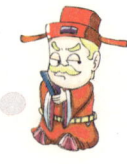
如果痈疽和脓血已经形成，就很难治愈，因此，高明的医生不会等它形成，就即时治疗。

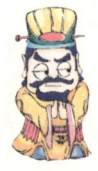
如果脓血已经形成了，能用小针来治疗吗？

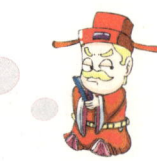
用小针治疗痈疽之小，难以治好，用大针治疗痈疽之大，又多有逆死之害，所以痈疽已成脓血的，只有采用砭石、铍针、锋针之类进行治疗。

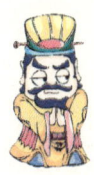

有些痈疽病即使接受治疗仍会不断恶化，这种情况下，还能治好吗？

这要根据病证的逆顺来判断。有关痈疽病证的逆顺，如果眼白青黑，眼小，是逆证一；服药而呕的，是逆证二；伤痛并且口渴严重的，是逆证三；肩颈强直而难以转动的，是逆证四；声音嘶哑且面色无华，是逆证五。

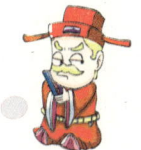

灵枢·玉版第六十

逆证一：眼白青黑，眼小。

逆证四：肩颈强直而难以转。

逆证二：服药而呕。

逆证五：声音嘶哑且面色无华。

逆证三：伤痛并且口渴严重。

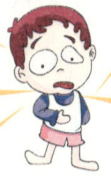

痈疽病证的五种逆证

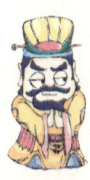

为什么各种病证都有逆与顺？

第三编 病证学说

如果医生不细察以下的危候而随意进行针刺，就叫做逆治。当人体正气衰竭，不超过15天就会死亡的五种逆证：

腹部胀大，发热，脉小，是逆证一；腹满肠鸣，四肢清冷，泄泻，脉大，是逆证二；衄血不止，脉大，是逆证三；咳嗽小便尿血，肌肉消瘦，脉小而有力，是逆证四；咳嗽，形体消瘦，发热，脉小而快，是逆证五。

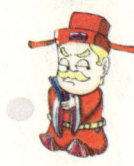

逆证一：腹部胀大，发热，脉小。

逆证二：腹满肠鸣，四肢清冷，泄泻，脉大。

逆证三：衄血不止，脉大。

逆证四：咳嗽小便尿血，肌肉消瘦，脉小而有力。

逆证五：咳嗽，形体消瘦，发热，脉小而快。

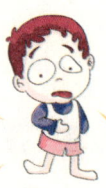

正气衰竭的五种逆证

当人体真元衰竭，不到一天的时间就会死亡的五种逆证：腹胀，四末逆冷，形体脱失、泄泻急甚，是逆证一；腹满而大便下血，脉大，时有间歇，是逆证二；咳嗽，小便尿血，肌肉消脱，脉坚搏指，是逆证三；呕血，胸满而牵引背部，脉小而快，是逆证四；咳嗽腹胀满，大便泄泻，完谷不化，脉绝不至，是逆证五。

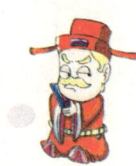

逆证一：腹胀，四末逆冷，形体脱失、泄泻急甚。

逆证二：腹满而大便下血，脉大，时有间歇。

逆证三：咳嗽，小便尿血，肌肉消脱，脉坚搏指。

逆证四：呕血，胸满而牵引背部，脉小而快。

逆证五：咳嗽腹胀满，大便泄泻，完谷不化，脉绝不至。

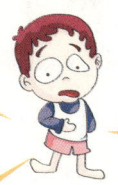

真元衰竭的五种逆证

灵枢·玉版第六十

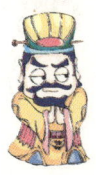

针刺既然以上合于天，下合于地，在人可以联贯五脏六腑，并且能疏通经脉，宣导气血，但有时针刺又可以杀人，而不能救人，这是为什么？

人所禀受的精气，主要来自于水谷之物；胃能容纳水谷并且化生气血，胃所化生的气血，则随着十二经的经髓流动而输布全身；所谓经髓，就是联络五脏六腑的大络，如果在这些大络上，以针刺进行迎而夺之的泻法，就会误泻真气，甚至杀人。

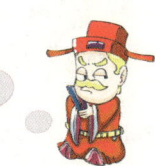

第三编 病证学说

真气

误泻真气，甚至杀人。

在大络上，以针刺进行迎而夺之的泻法。

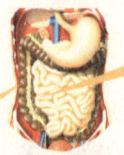

经髓在手足经脉，有一定的数目和部位吗？

误用迎而夺之的泻法，比如针刺手阳明大肠经的五里穴，就会使脏气运行到中途而止。由于每一个脏器的真气，约为5次，所以如果连续5次用迎而夺之的泻法，就会泄光某一脏的真气。如果连续泄25次，五脏的真气就会耗尽。这就等于是夺人的真气而杀人。

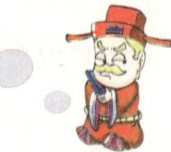

每一个脏器的真气，约为5次。

如果连续泄25次，五脏的真气就会耗尽。

连续5次用泻法，就会泄光某一脏的真气。

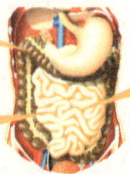

误泻真气而杀人

如果在气血出入的大络随意进行针刺，如果刺得浅则伤害较慢，病人回到家中就死亡；如果刺得深则伤害较快速，病者可能就会当场死亡。

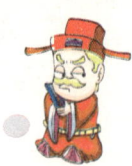

灵枢·五禁第六十一

原文：

黄帝问于岐伯曰：余闻刺有五禁，何谓五禁？
岐伯曰：禁其不可刺也。
帝曰：余闻刺有五夺。
岐伯曰：无泻其不可夺者也。
帝曰：余闻刺有五过。
岐伯曰：补泻无过其度。
帝曰：余闻刺有五逆。
岐伯曰：病与脉相逆，命曰五逆。
帝曰：余闻刺有九宜。
岐伯曰：明知九针之论，是谓九宜。
帝曰：何谓五禁？愿闻其不可刺之时。
岐伯曰：甲乙日自乘，无刺头，无发蒙于耳内。丙丁日自乘，无振埃于肩喉廉泉。戊己日自乘四季，无刺腹去爪泻水。庚辛日自乘，无刺关节于股膝。壬癸日自乘，无刺足胫。是谓五禁。
帝曰：何谓五夺？
岐伯曰：形肉已夺，是一夺也；大夺血之后，是二夺也；大汗出之后，是三夺也；大泄之后，是四夺也；新产及大血之后，是五夺也。此皆不可泻。
帝曰：何谓五逆？
岐伯曰：热病脉静，汗已出，脉盛躁，是一逆也；病泄，脉洪大，是二逆也；着痹不移，䐃肉破，身热，脉偏绝，是三逆也；淫而夺形身热，色夭然白，及后下血衃，血衃笃重，是谓四逆也；寒热夺形，脉坚搏，是谓五逆也。

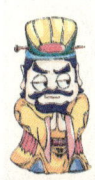
黄帝

岐伯

【本部分主要阐述】

1. 所谓五禁，是以天干对应于人的身体，因此凡是甲乙日，不能针刺头部，也不能用发蒙的针法针刺耳内。凡是丙丁日，不能用振埃法针刺肩、喉及廉泉穴部位。凡是戊己日，不能针刺腹部或用去爪法泻水。凡是庚辛日，不能针刺股膝的穴位。凡是壬癸日，不能以针刺足胫的穴位。

2. 五夺，指的是5种大虚的病证。一夺，身体极度瘦弱；二夺，大失血之后；三夺，大汗出后；四夺，大泄之后；五夺，产后流血过多，或大出血之后。这5种病证都不能用泻法治疗。

3. 五逆：
   逆证一：患热病时，或是大汗出后，脉象却反见急数，这是脉证相反。
   逆证二：患泄泻病，脉象反见洪大，这是正虚邪盛。
   逆证三：患痹证，但身体的某一侧脉象却反出现沉弱。
   逆证四：原本虚弱的体质由于阴液极度耗损而导致全身发热，肤色更为苍白枯晦不泽，或是血块淤积严重使得大便中血块排出。
   逆证五：体质或寒或热并且极度消瘦，脉象却反见坚硬搏指。

【重点说明】

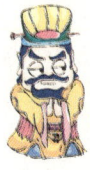

针刺有所谓"五禁"，指的是什么呢？

某些特定的日子，禁止针刺某些部位，就叫做五禁。

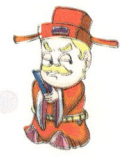

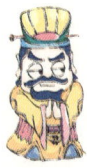

针刺有所谓"五夺"，指的是什么呢？

当气血极度虚衰时，却仍误用针刺的泻法，就叫做五夺。

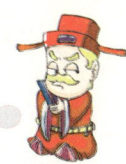

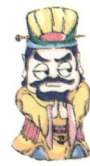

针刺有所谓"五过"，指的是什么呢？

针刺的补泻手法，不能超过合理的常规，就叫做五过。

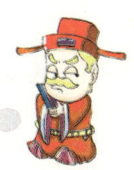

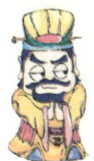

针刺有所谓"五逆"，指的是什么呢？

病证与脉象相反，就叫做五逆。

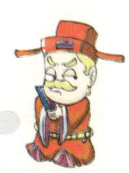

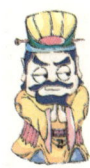

针刺有所谓"九宜"，指的是什么呢？

灵枢・五禁第六十一

第三编 病证学说

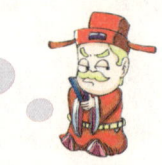

通晓九针的理论,并且还能正确地运用,就叫做九宜。

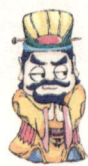

"五禁"中不可以针刺的日子,指的是哪些?

所谓五禁,是以天干对应于人的身体,因此甲乙应头,所以凡是甲乙日,不能针刺头部;也不能用发蒙的针法针刺耳内。丙丁应肩喉,所以凡是丙丁日,不能用振埃法针刺肩、喉及廉泉穴部位。戊己应手足四肢,所以凡是戊己日,不能针刺腹部或用去爪法泻水。庚辛应于股膝,所以凡是庚辛日,不能针刺股膝的穴位。壬癸应足胫,所以凡是壬癸日,不能以针刺足胫的穴位。

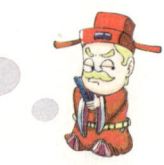

甲乙日,不能针刺头部、耳内。

丙丁日,不能针刺肩、喉及廉泉穴位。

戊己日,不能针刺腹部或泻水。

庚辛日,不能针刺股膝的穴位。

壬癸日,不能针刺足胫的穴位。

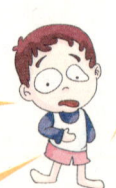

五禁的时日与部位

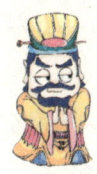

"五夺",包括哪5种病证?

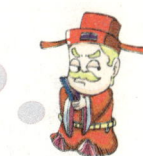

五夺,指的是5种大虚的病证。一夺,身体极度瘦弱;二夺,大失血之后;三夺,大汗出后;四夺,大泄之后;五夺,产后流血过多,或大出血之后。这5种病证都不能用泻法治疗。

一夺,身体极度瘦弱。

二夺,大失血之后。

三夺,大汗出后。

四夺,大泄之后。

五夺,产后流血过多,大出血之后。

五夺的征候

灵枢·五禁第六十一

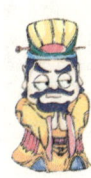

"五逆",包括哪5种病证?

第三编 病证学说

逆证一，患热病时，脉象本应急数却反见徐缓，或是大汗出后，脉象本应徐缓却反见急数，这是脉证相反。

逆证二，患泄泻病，脉象本应沉弱却反见洪大，这是正虚邪盛。

逆证三，患痹证，患处的肌肉溃烂，并且兼有发热，但身体的某一侧脉象却反出现沉弱。

逆证四，原本虚弱的体质由于阴液极度耗损而导致全身发热，肤色更为苍白枯晦不泽，或是血块淤积严重使得大便中血块排出。

逆证五，体质或寒或热并且极度消瘦，脉象却反见坚硬搏指。

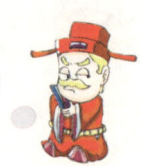

逆证一：患热病，脉象反见徐缓，大汗出后，脉象反见急数。

逆证二：患泄泻病，脉象反见洪大。

逆证三：肌肉溃烂，发热，某一侧脉象反出现沉弱。

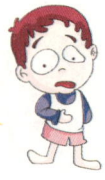

逆证四：全身发热，肤色苍白，血块淤积严重。

逆证五：体质极度消瘦，脉象反见坚硬搏指。

五逆的征候

素问·汤液醪醴论篇第十四

原文：

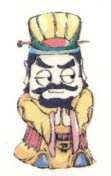

黄帝问曰：为五谷汤液及醪醴奈何？

岐伯对曰：必以稻米，炊之稻薪，稻米者完，稻薪者坚。

帝曰：何以然？

岐伯曰：此得天地之和，高下之宜，故能至完，伐取得时，故能至坚也。

帝曰：上古圣人作汤液醪醴，为而不用何也？

岐伯曰：自古圣人之作汤液醪醴者，以为备耳，夫上古作汤液，故为而弗服也。中古之世，道德稍衰，邪气时至，服之万全。

帝曰：今之世不必已何也？

岐伯曰：当今之世，必齐毒药攻其中，镵石针艾治其外也。

帝曰：形弊血尽而功不立者何？

岐伯曰：神不使也。

帝曰：何谓神不使？

岐伯曰：针石，道也。精神不进，志意不治，故病不可愈。今精坏神去，荣卫不可复收。何者？嗜欲无穷，而忧患不止，精气弛坏，荣泣卫除，故神去之而病不愈也。

帝曰：夫病之始生也，极微极精，必先入结于皮肤。今良工皆称曰：病成名曰逆，则针石不能治，良药不能及也。今良工皆得其法，守其数，亲戚兄弟远近音声日闻于耳，五色日见于目，而病不愈者，亦何暇不早乎？

岐伯曰：病为本，工为标，标本不得，邪气不服，此之谓也。

帝曰：其有不从毫毛而生，五藏阳以竭也，津液充郭，其魄独居，精孤于（守）内，气耗于外，形不可与衣相保，此四极急而动中，是气拒于内，而形施于外，治之奈何？

岐伯曰：平治于权衡，去宛陈莝，微动四极，温衣，缪刺其处，以复其形。开鬼门，洁净府，精以时服，五阳已布，疏涤五藏，故精自生，形自盛，骨肉相保，巨气乃平。

帝曰：善。

第三编 病证学说

【本部分主要阐述】

1. 因为稻米得到自然界的平和之气，生长的地势高低适宜，所以气味最完备；由于在秋天收割稻秆，所以具有秋天坚韧的特性。

2. 古代的圣人制作汤液醪醴，并不服用。中古时候的人养生观念稍微淡薄，但只要服汤液醪醴就能治愈。现在的人生病时，虽然也服用汤液醪醴，但不一定能治愈。

3. 病人形体衰败，血气尽竭，而病仍然没有治好，这是为什么呢？这是因为病人的神气已经失去了支配的作用。

4. 因为病人是本，医生是标，病人与医生不能配合，邪气是不能被驱除的，说的就是这种道理。

5. 有一种水肿病，是水气格拒于内，肿形弛张于外的缘故，应当如何治疗呢？

【重点说明】

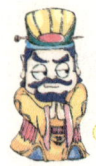

如何运用五谷制作汤液醪醴？

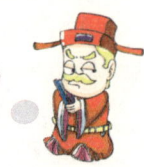

用稻谷作原料，用稻秆作燃料，因为稻米的气味最完备，稻秆的性质很坚韧。

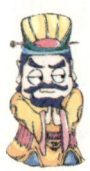

为什么会如此呢？

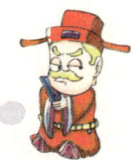

因为稻米得到自然界的平和之气，生长的地势高低适宜，所以气味最完备；由于在秋天收割稻秆，所以具有秋天坚韧的特性。

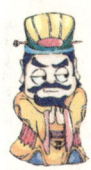

上古时候修炼有道的圣人制作汤液醪醴，但很少使用，这是为什么呢？

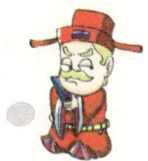

古代的圣人制作汤液醪醴，是用来防备的，所以当时所制作的汤液醪醴并不服用。

中古时候的人养生观念稍微淡薄，邪气经常侵袭人体，但只要服汤液醪醴就能治愈。

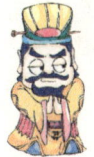

现在的人生病时，虽然也服用汤液醪醴，但不一定能治愈，这是什么原因呢？

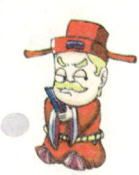

现在的医生，用药物治疗体内，用砭石、针灸治疗体外，疾病才能治好。

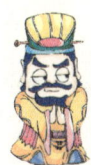

病人形体衰败，血气尽竭，而病仍然没有治好，这是为什么呢？

第三编 病证学说

形体衰败，血气尽竭。

为什么呢？

病仍然没有治好

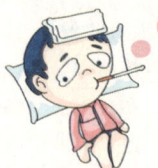

这是因为病人的神气已经失去了支配的作用。

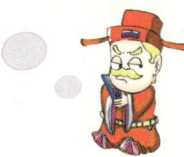

因为神气失去了支配的作用。

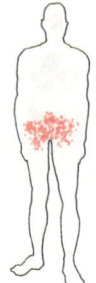

神气失去了支配的作用是什么意思？

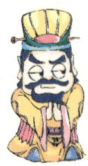

指神气对砭石、针刺不能发挥正常的反应，精神衰败，志意散乱，所以疾病治疗不愈。而现在的人，精神败坏，神气外散，营、卫之气散而不可再收，为什么呢？这是因为人的欲望没有穷止，忧心过重，造成精气衰败，营血凝涩，卫气消散，因此神气外散而不能发挥正常的作用，于是病便不容易治好。

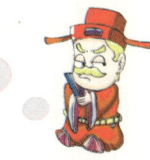

欲望没有穷止，忧心过重。

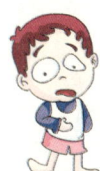

造成精气衰败，营血凝涩，卫气消散。

因此神气外散，病便不容易治好。

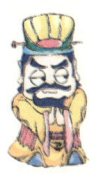

当疾病初起时，病情轻浅单一，病邪停留在皮毛肌肤。当疾病已经形成后，高明的医生都说，如果病情的发展和预后不好，此时即使用针刺、砭石也不能治愈，再好的药物也不能到达病位。现在的医生都能掌握医理，也擅用针灸治疗，虽然与病人如同亲友般亲近，对病人的声音与五色的变化都十分了解，但是病仍然不能治愈，这难道是治疗不即时吗？

这是因为病人是本，医生是标，病人与医生不能配合，邪气是不能被驱除的，说的就是这种道理。

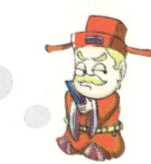

素问·汤液醪醴论篇第十四

第三编 病证学说

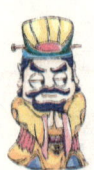

有一种水肿病，不是从毫毛所产生，而是五脏阳气被阻遏所引起的。水液充斥于皮肤胸腹，精气独居于内，正气耗散于外，形体浮肿与衣服不相合，四肢胀满而扰动内脏，出现喘息心悸，这是水气格拒于内，肿形弛张于外的缘故，应当如何治疗呢？

五脏阳气被阻遏，水液充斥于皮肤、胸腹，水气格拒于内，肿形弛张于外，四肢胀满而扰动内脏，出现喘息心悸应当如何治疗呢？

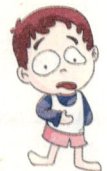

五脏阳气被阻隔，水液充斥于皮肤、胸腹。

应当如何治疗呢？

水气格拒于内，肿形弛张于外。

四肢胀满而扰动内脏，出现喘息心悸。

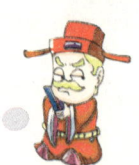

治疗应使阴阳血气恢复平衡。针刺以除去瘀血，活动四肢以疏通阳气，多穿衣服温暖形体以资助阳气，针刺络脉疏通血气，发汗以宣表，利尿以通里。

通过这些治疗方法，使精气正常运行，五脏阳气布达，疏利五脏，如此精血自然复生，形体充盛，骨骼肌肉协调，正气就能恢复。

素问·热论篇第三十一

原文：

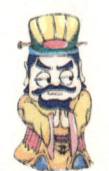
黄帝

黄帝问曰：今夫热病者，皆伤寒之类也，或愈或死，其死皆以六七日之间，其愈皆以十日以上者何也？不知其解，愿闻其故。

岐伯对曰：巨阳者，诸阳之属也，其脉连于风府，故为诸阳主气也。人之伤于寒也，则为病热，热虽甚不死；其两感于寒而病者，必不免于死。

帝曰：愿闻其状。

岐伯曰：伤寒一日，巨阳受之，故头项痛腰脊强。二日阳明受之，阳明主肉，其脉侠鼻络于目，故身热目疼而鼻干，不得卧也。三日少阳受之，少阳主胆，其脉循胁络于耳，故胸胁痛而耳聋。三阳经络皆受其病，而未入于藏者，故可汗而已。四日太阴受之，太阴脉布胃中络于嗌，故腹满而嗌干。五日少阴受之，少阴脉贯肾络于肺，系舌本，故口燥舌干而渴。六日厥阴受之，厥阴脉循阴器而络于肝，故烦满而囊缩。三阴三阳，五藏六府皆受病，荣卫不行，五藏不通，则死矣。其不两感于寒者，七日巨阳病衰，头痛少愈；八日阳明病衰，身热少愈；九日少阳病衰，耳聋微闻；十日太阴病衰，腹减如故，则思饮食；十一日少阴病衰，渴止不满，舌干已而嚏；十二日厥阴病衰，囊纵少腹微下，大气皆去，病日已矣。

帝曰：治之奈何？

岐伯曰：治之各通其藏脉，病日衰已矣。其未满三日者，可汗而已；其满三日者，可泄而已。

帝曰：热病已愈，时有所遗者何也？

岐伯曰：诸遗者，热甚而强食之，故有所遗也。若此者，皆病已衰而热有所藏，因其谷气相薄，两热相合，故有所遗也。

帝曰：善。治遗奈何？

岐伯曰：视其虚实，调其逆从，可使必已矣。

帝曰：病热当何禁之？

岐伯曰：病热少愈，食肉则复，多食则遗，此其禁也。

帝曰：其病两感于寒者，其脉应与其病形何如？

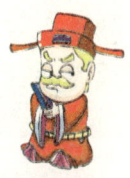
岐伯

岐伯曰：两感于寒者，病一日则巨阳与少阴俱病，则头痛口干而烦满；二日则阳明与太阴俱病，则腹满身热，不欲食谵言；三日则少阳与厥阴俱病，则耳聋囊缩而厥，水浆不入，不知人，六日死。帝曰：五藏已伤，六府不通，荣卫不行，如是之后，三日乃死何也？岐伯曰：阳明者，十二经脉之长也，其血气盛，故不知人，三日其气乃尽，故死矣。凡病伤寒而成温者，先夏至日者为病温，后夏至日者为病暑，暑当与汗皆出，勿止。

第三编 病证学说

【本部分主要阐述】

1. 如果人感受寒邪而患热病，即使热势很重，通常不会造成死亡；但是，如果是互为表里的两条经脉同时患病，就可能会死亡。

2. 伤寒在各条经脉的临床表现：

伤寒的第1天，太阳经首先感受邪气。

第2天，病邪传入阳明经。

第3天，病邪传入少阳经。

第4天，病邪传入太阴经。

第5天，病邪传入少阴经。

第6天，病邪传入厥阴经。

3. 病程在3天以内而且为表证的，应该用汗法；病程超过3天而且为里证的，应用泻法。

4. 在体内，这时如果勉强进食，食物容易积滞而化热，使得两热相结，余热便难以清除了。

5. 如果表里经同时感受寒邪，会有怎样的脉象和症状呢？

第1天，太阳经和少阴经同时发病，于是病人出现头痛、口干、烦闷而渴。

第2天，阳明经和太阴经同时发病，于是病人出现腹部胀满，身体发热。

第3天，不想吃东西，说胡话。

第4天，少阳经和厥阴经同时发病，于是病人出现耳聋，阴囊上缩，气机厥逆，甚至水和米汤都喝不下去，神志昏迷。

第5天到第6天，病人有可能就会死亡。

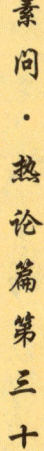

【重点说明】

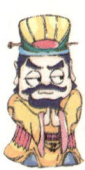

有人患了外感热病，虽然都属于伤寒证，但有的痊愈，有的却死了。死了的，大都在病发后的六七日内死亡；痊愈的，多数要拖到十日以上才能痊愈，这是为什么呢？

足太阳经膀胱经统领全身的阳气。如果人感受寒邪而患热病，即使热势很重，通常不会造成死亡；但是，如果是互为表里的两条经脉同时感受寒邪而患病，就可能会死亡。

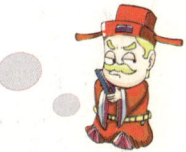

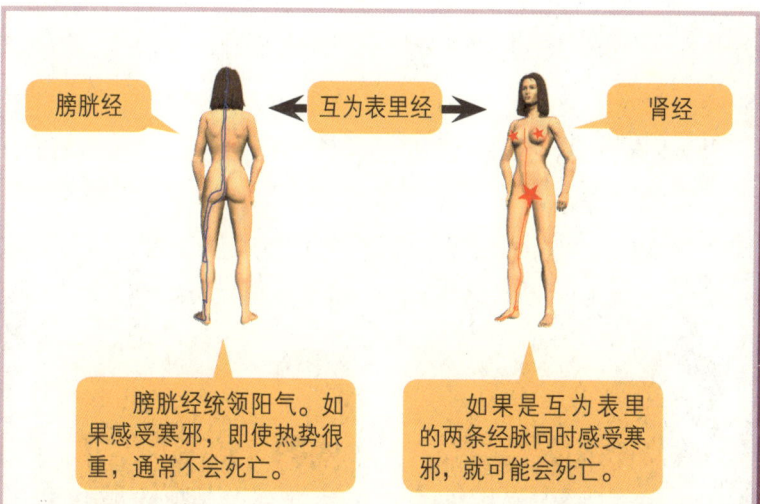

膀胱经　←互为表里经→　肾经

膀胱经统领阳气。如果感受寒邪，即使热势很重，通常不会死亡。

如果是互为表里的两条经脉同时感受寒邪，就可能会死亡。

第三编 病证学说

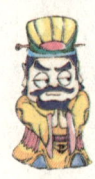

伤寒在各条经脉有什么不同的临床表现？

伤寒的第1天，太阳经首先感受邪气，太阳经经气不利，出现头痛，后项痛，腰部和脊背强硬不舒。第2天，病邪传入阳明经，阳明经主管全身肌肉，它的经脉侠鼻孔、联络眼睛，阳明经气不利，出现身体发热，眼睛疼痛，鼻孔干燥，不能安睡。第3天，病邪传入少阳经，少阳主管全身骨骼，它的经脉循胸胁，向上联络于耳，少阳经气不利，出现胸痛、胁痛、耳聋。如果三阳经脉都感受病邪，但邪气还未进入体内，因此可以用发汗法治疗。第4天，病邪传入太阴经，太阴经脉分布于胃中，向上联络咽嗌，太阴经气不利，出现腹部胀满，咽嗌干燥。第5天，病邪传入少阴经，少阴经贯通肾脏，联络肺，上系舌根部，少阴经气不利，出现口舌干燥，口渴。第6天，病邪传入厥阴经，厥阴经行于外阴部，联络肝脏，厥阴经气不利，出现烦闷，阴囊上缩。如果三阴经、三阳经以及五脏六腑均受到邪气的侵袭，造成营卫气血运行不畅，五脏精气不通利，便会死亡。

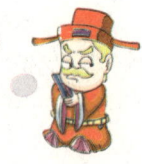

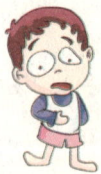

伤寒第1天太阳经受邪，头痛，后项痛，腰部和脊背强硬不舒。

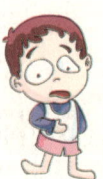

伤寒第2天阳明经受邪，发热，眼睛疼痛，鼻孔干燥，不能安睡。

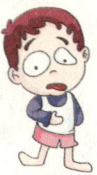 伤寒第3天少阳经受邪,胸痛、胁痛、耳聋。

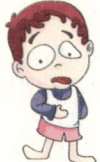 伤寒第4天太阴经受邪,腹部胀满,咽嗌干燥。

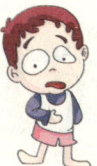 伤寒第5天少阴经受邪,口舌干燥,口渴。

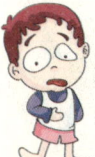 伤寒第6天厥阴经受邪,烦闷,阴囊上缩。

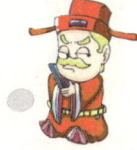

如果感受寒邪的经脉不是互为表里经,那么所产生的热病,到了第7天,太阳经病邪衰退,头痛减轻;第8天,阳明经病邪衰退,身热减轻;第9天,少阳经病邪衰退,耳聋好转;第10天,太阴经病邪衰退,腹胀减轻;第11天,少阴经病邪退,口不渴,舌不干,不烦闷,出现打喷嚏;第12天,厥阴经病邪衰退,阴囊弛纵,少腹舒畅。邪气完全退去,疾病逐渐好转。

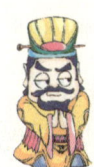 应当如何进行治疗呢?

第三编 病证学说

治疗时应当分别疏通每条病变的经脉，疾病便会逐渐好转，通常来说，病程在3天以内而且为表证的，应该用汗法，就能使疾病停止；病程超过3天而且为里证的，应用泻法治疗，就能使疾病停止。

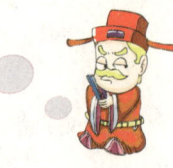

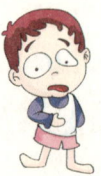
病程在3天以内而且为表证的，应该用汗法治疗。

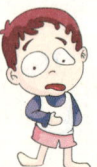
病程超过3天而且为里证的，应用泻法治疗。

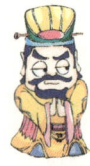
有人患热病虽然已经好了，但余热却难以清除，这是为什么呢？

患热病已经好了，但余热却难以清除。
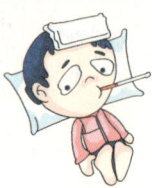
为什么呢？

这是因为余热仍然潜藏在体内，如果勉强进食，食物容易积滞而化热，使两热相结，余热便难以清除了。
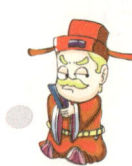

因为余热仍然潜藏在体内 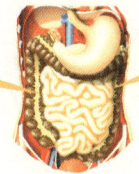 如果勉强进食，食物容易积滞而化热，使得两热相结，余热便难以清除了。

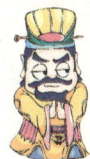 如何治疗这种余热呢？

应当判断疾病的虚实，或以顺治，或以逆治，疾病就会治好的。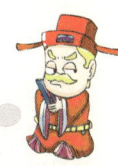

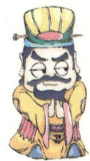 热病有什么禁忌吗？

不可吃过多的肥肉或食物，因为这些食物都很容易积滞在胃肠而化热，引起热病的复发。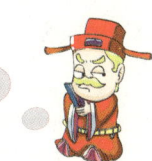

素问·热论篇第三十一

第三编 病证学说

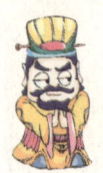

如果互为表里的两条经脉同时感受寒邪而患病，会有怎样的脉象和症状呢？

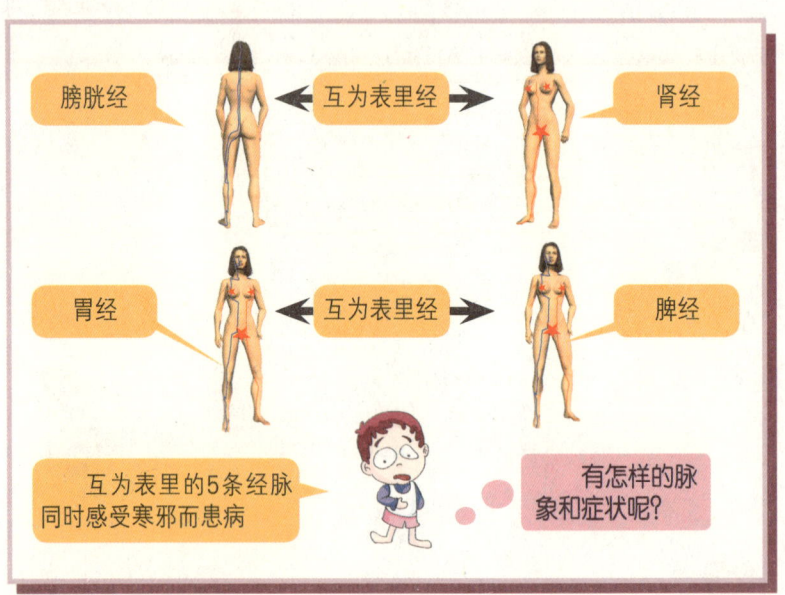

膀胱经　互为表里经　肾经

胃经　互为表里经　脾经

互为表里的5条经脉同时感受寒邪而患病

有怎样的脉象和症状呢？

如果为表里的两条经脉同时感受寒邪而发病，第1天，太阳经和少阴经同时发病，病人出现头痛、口干、烦闷而渴。第2天，阳明经和太阴经同时发病，于是病人出现腹部胀满，身体发热。第3天，不想吃东西，说胡话。第4天，少阳经和厥阴经同时发病，于是病人出现耳聋，阴囊上缩，气机厥逆，甚至水和米汤都喝不下去，神志昏迷，第5天到第6天，病人可能就会死亡。

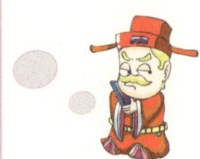

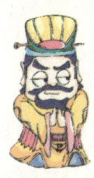

如果五脏六腑受到严重损伤,营卫血气的运行不顺畅,像这样的患者在3天以后才死亡,这是为什么呢?

素问·热论篇第三十一

五脏六腑严重损伤

营卫血气运行不畅

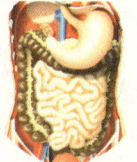

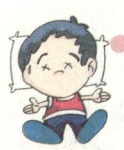

3天以后才死亡,为什么呢?

足阳明胃经的血气最为旺盛,如果胃经的经气在历经3天后耗尽,病人便要死亡。感受寒邪的温热病,如果在夏至日以前发病的,就称为温病;如果在夏至日以后发病的,就称为暑病。治疗暑病时,应当用发汗法,使邪气随汗液一同外泄,不能用止汗法。

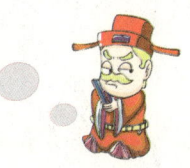

胃经血气最为旺盛

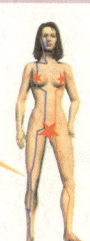

如果胃经的经气在历经3天后耗尽,病人便要死亡。

素问·评热病论篇第三十三

原文：

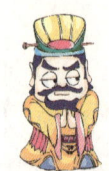
黄帝

黄帝问曰：有病温者，汗出辄复热，而脉躁疾不为汗衰，狂言不能食，病名为何？

岐伯对曰：病名阴阳交，交者死也。

帝曰：愿闻其说。

岐伯曰：人所以汗出者，皆生于谷，谷生于精，今邪气交争于骨肉而得汗者，是邪却而精胜也，精胜则当能食而不复热。复热者邪气也，汗者精气也，今汗出而辄复热者，是邪胜也，不能食者，精无俾也，病而留者，其寿可立而倾。且夫《热论》曰：汗出而脉尚躁盛者死。今脉不与汗相应，此不胜其病也，其死明矣。狂言者是失志，失志者死。今见三死，不见一生，虽愈必死也。

帝曰：有病身热汗出烦满，烦满不为汗解，此为何病？

岐伯曰：汗出而身热者风也，汗出而烦满不解者厥也，病名曰风厥。

帝曰：愿卒闻之。

岐伯曰：巨阳主气，故先受邪，少阴与其为表里也，得热则上从之，从之则厥也。

帝曰：治之奈何？

岐伯曰：表里刺之，饮之服汤。

帝曰：劳风为病何如？

岐伯曰：劳风法在肺下，其为病也，使人强上冥视，唾出若涕，恶风而振寒，此为劳风之病。

帝曰：治之奈何？

岐伯曰：以救俯仰。巨阳引精者三日，中年者五日，不精者七日，咳出青黄涕，其状如脓，大如弹丸，从口中若鼻中出，不出则伤肺，伤肺则死也。

帝曰：有病肾风者，面胕痝然壅，害于言，可刺不？

岐伯曰：虚不当刺，不当刺而刺，后五日其气必至。

帝曰：其至何如？

岐伯曰：至必少气时热，时热从胸背上至头，汗出手热，口干苦渴，小便黄，目下肿，腹中鸣，身重难以行，月事不来，烦而不能食，不能正偃，正偃则咳甚，病名曰风水，论在《刺法》中。

帝曰：愿闻其说。

岐伯曰：邪之所凑，其气必虚，阴虚者阳必凑之，故少气时热而汗出也。小便黄者，少腹中有热也。不能正偃者，胃中不和也。正偃则咳甚，上迫肺也。诸有水气者，微肿先见于目下也。

帝曰：何以言？

岐伯曰：水者阴也，目下亦阴也，腹者至阴之所居，故水在腹者，必使目下肿也。真气上逆，故口苦舌干，卧不得正偃，正偃则咳出清水也。诸水病者，故不得卧，卧则惊，惊则咳甚也。腹中鸣者，病本于胃也。薄脾则烦不能食，食不下者，胃脘隔也。身重难以行者，胃脉在足也。月事不来者，胞脉闭也，胞脉者属心而络于胞中，今气上迫肺，心气不得下通，故月事不来也。

帝曰：善。

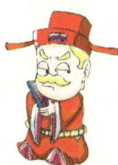

岐伯

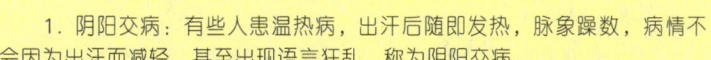

【本部分主要阐述】

1. 阴阳交病：有些人患温热病，出汗后随即发热，脉象躁数，病情不会因为出汗而减轻，甚至出现语言狂乱，称为阴阳交病。

2. 风厥病：有人患病时会发热、汗出、烦闷，而且烦闷不会因为汗出而减轻，称为风厥病。

3. 劳风病：症状为头项强直，视物不清，吐黏痰，怕风而寒战。

4. 肾风病：面部浮肿，眼眶下隆起如卧蚕状，并且说话不流利。

5. 风水病：邪气传入肾时，症状为气少，发热，热从胸背上传至头，汗出，手心发热，口干，口渴，小便黄，眼眶下浮肿，腹鸣，身体沉重，行走艰难，月经停闭，心烦，不能吃东西，不能仰卧，仰卧便咳嗽，称为风水病。

【重点说明】

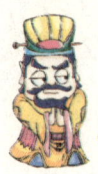

有些人患温热病，出汗后随即发热，脉象躁数，病情不会因为出汗而减轻，甚至出现语言狂乱，不能吃东西，这是什么病呢？

这个病叫阴阳交，阴阳交是一种死证。

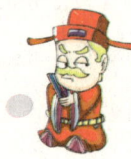

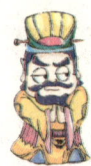

什么是阴阳交？

人体出汗的原因，是因为饮食化生为水谷精气，汗液是从精气所化生的，惟有精气旺盛，才能出汗。因此当外邪侵入人体后，如果邪气与正气相搏而能出汗，表示正气胜于邪气，精气胜就不会发热；现在出汗反而发热，表示邪气亢盛，如果再不能进食，精气就更失去供养；假使热邪日久不消，病人便会有生命的危险。《热论》说，汗出后病人脉象仍然躁动盛实的，多数会死亡。如果脉象不会因为汗出而平缓，表示正气虚而邪气盛，所以病人会死亡，这是很明显的。语言狂乱，表示神志失常，这也是死亡的征候。现在已经出现了三种死亡的征候却没有一点生存的迹象，所以即使病情稍有减轻，但终究是要死亡的。

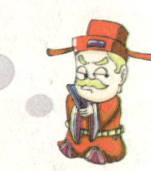

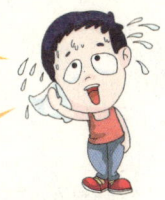

汗液是从精气所化生

正气胜，出汗时就不会发热。

惟有精气旺盛，正气胜于邪气，才会出汗。

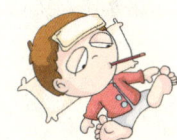

如果出汗反而发热，表示邪气亢盛。

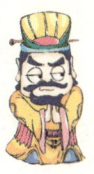

有人患病时会发热、汗出、烦闷，而且烦闷不会因为汗出而减轻，这是什么病呢？

汗出后身体仍然发热的病因是风邪，汗出后仍烦闷的是属于下气上逆的厥证，所以这种病叫风厥。足太阳膀胱经统领人体一身的阳气，所以风邪首先侵袭足太阳膀胱经；足少阴肾经与足太阳膀胱经互为表里经，如果膀胱经的热邪传变到肾经，就会导致肾经的气机上逆而产生厥证。

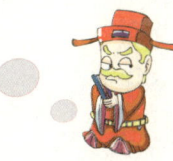

素问·评热病论篇第三十三

第三编 病证学说

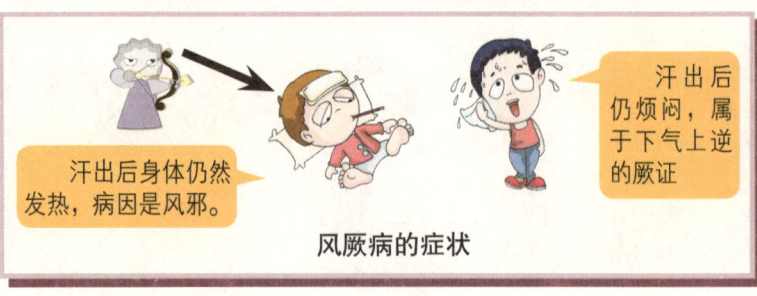

风厥病的症状

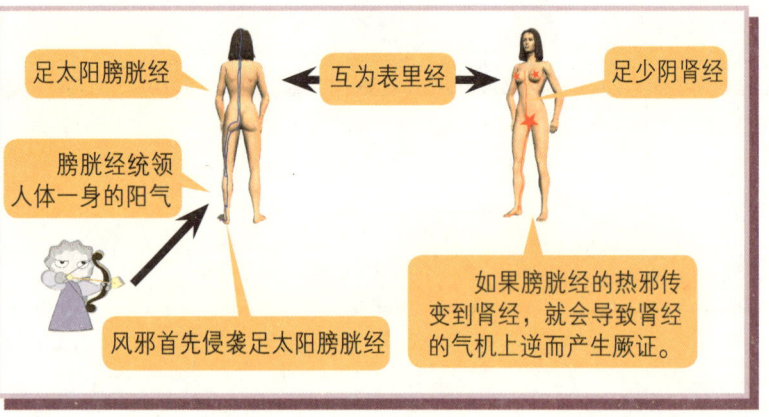

应当如何治疗风厥病呢？

应当针刺膀胱经和肾经的穴位，同时服用汤药。

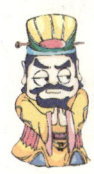

劳风是什么样的病呢？

劳风病发生在肺的下边，症状为头项强直，视物不清，吐黏痰，怕风而寒颤。

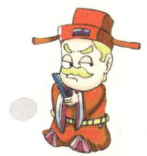

劳风病发生在肺的下边

头项强直，视物不清。

吐黏痰

怕风而寒战

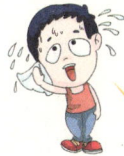

劳风病的症状

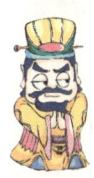

应当如何治疗劳风病呢？

首先必须舒通肺气，让呼吸顺畅，才能俯仰自如；其次针刺膀胱经以引肾精之气。如果是精气旺盛的青年人，三天即可痊愈；精气稍衰的中年人，五天即可痊愈；精气不足的七日才能痊愈。如果病人咳出青黄色像脓一样的黏痰，而且凝结成弹丸般大小，这些痰应该从口中吐出或从鼻中排出，如果不能排出来就会伤肺，肺脏受伤就会死亡。

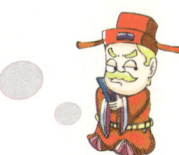

首先必须舒通肺气，让呼吸顺畅。

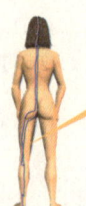

其次针刺膀胱经以引肾精之气

劳风病的治疗

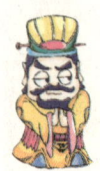

有人患肾风病，面部浮肿，眼眶下隆起如卧蚕状，并且说话不流利，能够用针刺治疗吗？

肾虚就不应当用针刺来治疗，否则，五天以后邪气就会传入肾。

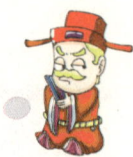

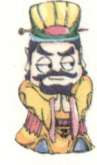

邪气传入肾时会有什么症状呢？

症状为气少，发热，热从胸背上传至头，汗出，手心发热，口干，口渴，小便黄，眼眶下浮肿，腹鸣，身体沉重，行走艰难，月经停闭，心烦，不能吃东西，不能仰卧，仰卧便咳嗽，这种病又叫风水病。详细的论述在《刺法》中。

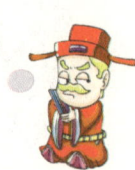

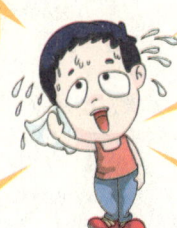

- 气少，发热，发热从胸背上传至头。
- 腹鸣，身体沉重，行走艰难。
- 眼眶下浮肿
- 月经停闭，心烦。
- 不能吃东西，不能仰卧，仰卧便咳嗽。
- 汗出，手心发热，口干，口渴，小便黄。

风水病的症状

素问·评热病论篇第三十三

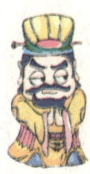

风水病是如何产生的？

当邪气侵袭人体后，如果患者的正气虚，肾阴亏损，就会造成阳邪偏盛。所以病人表现为气少，发热，汗出。如果小腹部有热邪，小便便会黄赤；如果胃气不和，就不能仰面而卧；如果邪气上迫于肺，使得肺失肃降，仰卧时就会咳嗽。各种患水气病的人，眼眶下会出现轻微浮肿。

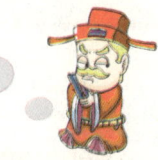

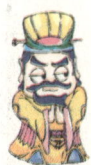

这是什么原因呢？

第三编 病证学说

水邪属阴，眼眶下部也属阴，腹部又是至阴会聚之处，所以腹中有水气，眼眶下会最先浮肿。水邪犯心，心火上逆，所以出现口苦舌干，不能仰卧，仰卧便咳吐清水。患水肿病的人，都不能安睡，躺下便出现惊恐不宁，咳嗽也会加重，腹中鸣响，是因为肠胃中有水气。如果水邪迫脾，造成胃中阻隔，会出现烦闷，不能吃东西，饮食不能下咽；身体沉重，行走艰难，是因为胃的经脉经过足部，而水气阻塞胃经的缘故。由于胞脉上属于心，下络于胞中，如果水气上逆肺，使得心气不能下达，导致胞脉闭阻，月经就会停闭。

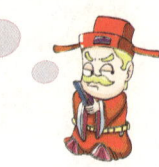

水属阴，眼眶下部也属阴。

腹部是至阴会聚之处。

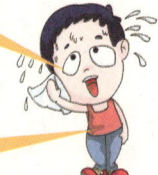

由于腹中有水气，眼眶下会最先浮肿。

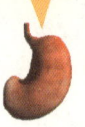

不能仰卧，仰卧便咳吐清水。

口苦舌干

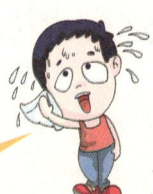

水邪犯心，心火上逆。

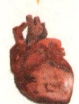

素问·评热病论篇第三十三

由于肠胃中有水气

咳嗽也会加重

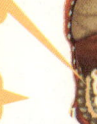

不能安睡，躺下便出现惊恐不宁。

不能吃东西，饮食不能下咽。

烦闷

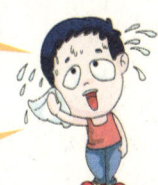

水邪迫脾，造成胃中阻隔。

由于水气阻塞胃经

胃经经过足部

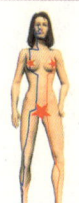

身体沉重，行走艰难。

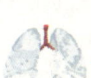 如果水气上逆肺 使得心气不能下达 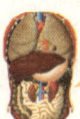 导致胞脉闭阻，月经就会停闭。

素问·疟论篇第三十五

原文：

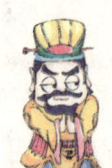

黄帝

黄帝问曰：夫痎疟皆生于风，其蓄作有时者何也？

岐伯对曰：疟之始发也，先起于毫毛，伸欠乃作，寒慄鼓颔，腰脊俱痛，寒去则内外皆热，头痛如破，渴欲冷饮。

帝曰：何气使然？愿闻其道。

岐伯曰：阴阳上下交争，虚实更作，阴阳相移也。阳并于阴，则阴实而阳虚，阳明虚则寒慄鼓颔也；巨阳虚则腰背头项痛；三阳俱虚则阴气胜，阴气胜则骨寒而痛；寒生于内，故中外皆寒；阳盛则外热，阴虚则内热，外内皆热则喘而渴，故欲冷饮也。此皆得之夏伤于暑，热气盛，藏于皮肤之内，肠胃之外，此荣气之所舍也。此令人汗空疏，腠理开，因得秋气，汗出遇风，及得之以浴，水气合于皮肤之内，与卫气并居。卫气者，昼日行于阳，夜行于阴，此气得阳而外出，得阴而内薄，内外相薄，是以日作。

帝曰：其间日而作者何也？

岐伯曰：其气之舍深，内薄于阴，阳气独发，阴邪内着，阴与阳争不得出，是以间日而作也。

帝曰：善。其作日晏与其日早者，何气使然？

岐伯曰：邪气客于风府，循膂而下，卫气一日一夜大会于风府，其明日日下一节，故其作也晏，此先客于脊背也，每至于风府则腠理开，腠理开则邪气入，邪气入则病作，以此日作稍益晏也。其出于风府，日下一节，二十五日下至骶骨，二十六日入于脊内，注于伏膂之脉，其气上行，九日出于缺盆之中，其气日高，故作日益早也。其间日发者，由邪气内薄于五藏，横连募原也，其道远，其气深，其行迟，不能与卫气俱行，不得皆出，故间日乃作也。帝曰：夫子言卫气每至于风府，腠理乃发，发则邪气入，入则病作。今卫气日下一节，其气之发也不当风府，其日作者奈何？岐伯曰：此邪气客于头项循膂而下者也，故虚实不同，邪中异所，则不得当其风府也。故邪中于头项者，气至头项而病；中于背者，气至背而病，中于腰脊者，气至腰脊而病，中于手足者，气至手足而病。卫气之所在，与邪气相合，则病作。故风无常府，卫气之所发，必开其腠理，邪气之所合，则其府也。帝曰：善。夫风之与疟也，相似同类，而风独常在，疟得有时而休者何也？岐伯曰：风气留其处，故常在，疟气随经络沉以内薄，故卫气应乃作。帝曰：疟先寒而后热者何也？岐伯曰：夏伤于大暑，其汗大出，腠理开发，因遇夏气凄沧之水寒，藏于腠理皮肤之中，秋伤于风，则病成矣。夫寒者阴气也，风者阳气也，先伤于寒而后伤于风，故先寒而后热也，病以时作，名曰寒疟。

帝曰：先热而后寒者何也？

岐伯曰：此先伤于风而后伤于寒，故先热而后寒也，亦以时作，名曰温疟。其但热而不寒者，阴气先绝，阳气独发，则少气烦冤，手足热而欲呕，名曰瘅疟。

帝曰：夫经言有余者泻之，不足者补之。今热为有余，寒为不足。夫疟者之寒，汤火不能温也，及其热，冰水不能寒也，此皆有余不足之类。当此之时，良工不能止，必须其自衰乃刺之，其故何也？愿闻其说。

岐伯曰：经言无刺熇熇之热，无刺浑浑之脉，无刺漉漉之汗，故为其病逆未可治也。夫疟之始发也，阳气并于阴，当是之时，阳虚而阴盛，外无气，故先寒栗也。阴气逆极，则复出之阳，阳与阴复并于外，则阴虚而阳实，故先热而渴。夫疟气者，并于阳则阳胜，并于阴则阴胜，阴胜则寒，阳胜则热。疟者，风寒之气不常也，病极则复。至病之发也，如火之热，如风雨不可当也。故经言曰：方其盛时必毁，因其衰也，事必大昌。此之谓也。夫疟之未发也，阴未并阳，阳未并阴，因而调之，真气得安，邪气乃亡，故工不能治其已发，为其气逆也。

帝曰：善。攻之奈何？早晏何如？

岐伯曰：疟之且发也，阴阳之且移也，必从四末始也，阳已伤，阴从之，故先其时坚束其处，令邪气不得入，阴气不得出，审候见之，在孙络盛坚而血者皆取之，此真往而未得并者也。

帝曰：疟不发，其应何如？

岐伯曰：疟气者，必更盛更虚，当气之所在也，病在阳，则热而脉躁；在阴，则寒而脉静；极则阴阳俱衰，卫气相离，故病得休；卫气集，则复病也。

帝曰：时有间二日或至数日发，或渴或不渴，其故何也？

岐伯曰：其间日者，邪气与卫气客于六府，而有时相失，不能相得，故休数日乃作也。疟者，阴阳更胜也，或甚或不甚，故或渴或不渴。

帝曰：论言夏伤于暑，秋必病疟，今疟不必应者何也？

岐伯曰：此应四时者也。其病异形者，反四时也。其以秋病者寒甚，以冬病者寒不甚，以春病者恶风，以夏病者多汗。

素问·疟论篇第三十五

第三编 病证学说

帝曰：夫病温疟与寒疟而皆安舍？舍于何藏？

岐伯曰：温疟者，得之冬中于风，寒气藏于骨髓之中，至春则阳气大发，邪气不能自出，因遇大暑，脑髓烁，肌肉消，腠理发泄，或有所用力，邪气与汗皆出，此病藏于肾，其气先从内出之于外也。如是者，阴虚而阳盛，阳盛则热矣，衰则气复反入，入则阳虚，阳虚则寒矣，故先热而后寒，名曰温疟。

帝曰：瘅疟何如？

岐伯曰：瘅疟者，肺素有热气盛于身，厥逆上冲，中气实而不外泄，因有所用力，腠理开，风寒舍于皮肤之内、分肉之间而发，发则阳气盛，阳气盛而不衰则病矣。其气不及于阴，故但热而不寒，气内藏于心，而外舍于分肉之间，令人消烁脱肉，故命曰瘅疟。

帝曰：善。

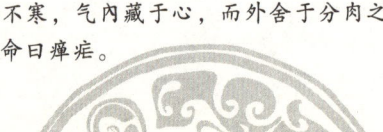

岐伯

【本部分主要阐述】

1. 疟疾是感受风邪，是阴阳之气上下交争，虚实交替发作，阴阳相互移动的缘故。

2. 疟疾每日发作：卫气白天行于阳分，夜晚行于阴分，因此，邪气随着卫气行于阳分就外出，行于阴分就入内，邪气与正气内外相搏，导致疟疾每日发作。

3. 疟疾隔一日发作一次：由于疟邪停留的部位很深，向内迫近于阴分，使得阳气独行于外，而阴分的邪气停留于内，阴邪与阳气相搏而不能外出，所以疟疾隔一日发作一次。

4. 风病与疟疾的病症非常相似，又同为外邪所引起，但风病通常持续性发作，而疟疾却规律性发作，这是什么原因呢？风邪通常是停留在固定的部位，因此持续性发作，而疟邪常随经络循行，并逐渐向里传变，只有与卫气相应合的时候才发作，所以才规律性发作。

5. 寒疟：病人先感受寒邪，后感受风邪，所以发作时先恶寒后发热，并且按规律发作，称为寒疟。

6. 温疟：由于先感受风邪后感受寒邪，所以先发热而后恶寒，这种疟疾按规律发作，名叫温疟。

7. 瘅疟：如果只发热而不恶寒，是因为阴气与亏损于内，阳气单独旺盛于外，表现为气不足，烦闷，手脚发热，恶心呕吐，名叫瘅疟。

【重点说明】

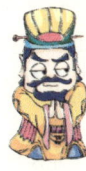

 疟疾是感受风邪所引起的，它的休止与发作都有一定的规律，这是什么原因呢？

疟疾开始发作时，首先出现毫毛并起，伸懒腰，打呵欠，恶寒战栗，两颌鼓动，腰脊疼痛；寒冷阶段过后，则出现全身内外都热，头痛剧烈，口渴喜饮凉水。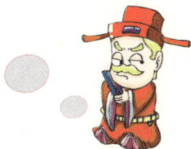

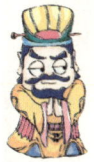 这是什么原因呢？

这是阴阳之气上下交争，虚实交替发作，阴阳相互移动的缘故。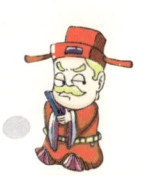

阳气 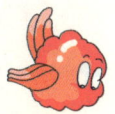 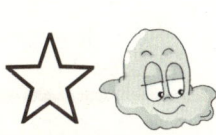 阴气

阴阳交争，虚实交替发作。

疟疾发作的规律性

素问·疟论篇第三十五

第三编 病证学说

当阳气并入到阴中时，造成阴偏实而阳偏虚；如果阳明经气虚，便出现两颔鼓动，恶寒战栗；如果太阳经气虚，便出现腰背、头项疼痛；如果三条阳经的经气均虚，使得阴气偏盛，阴气胜，因而骨节寒冷疼痛，这种寒邪是从内部产生，所以病人里外都感觉寒冷。当阴气并入到阳中时，就会造成阳偏实而阴偏虚。如果阳盛时就外热，如果阴虚时就内热，如果内外均热，便出现呼吸急迫，口渴，总想喝冷水。

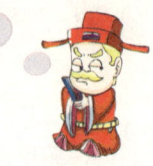

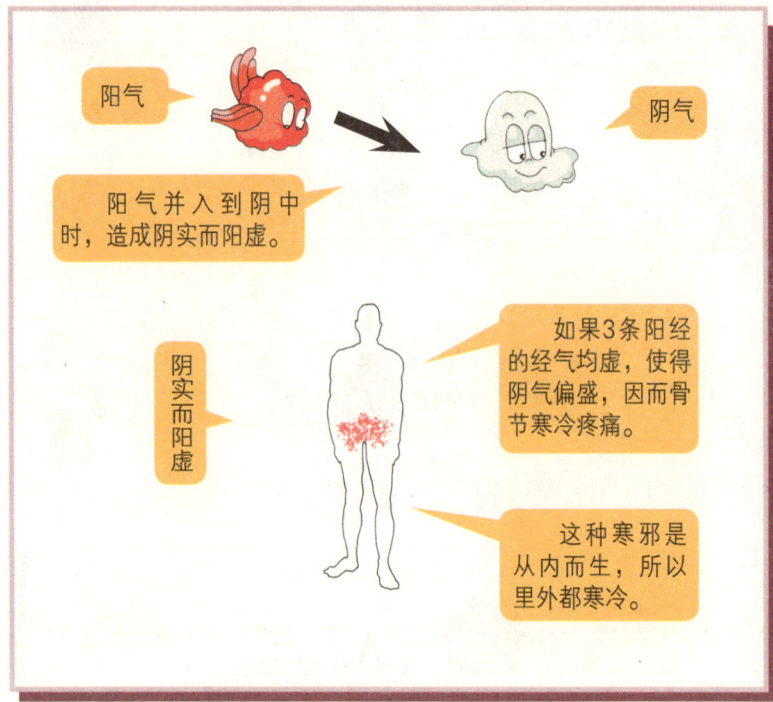

这种病是因为夏天感受暑邪，由于热气强盛，藏在皮肤之内，肠胃之外，即卫气、营气居留的地方。由于暑热使人汗出肌肉疏松，腠理开泄，如果到了秋季再感受秋凉之气，加上汗出时感受风邪，或洗澡时感受水湿，就会造成风邪和水气停留于皮肤内，与卫气相合。卫气白天行于阳分，夜晚行于阴分，因此，邪气随着卫气行于阳分就外出，行于阴分就入内，邪气与正气内外相搏，导致疟疾每日发作。

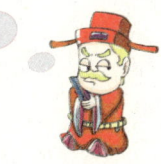

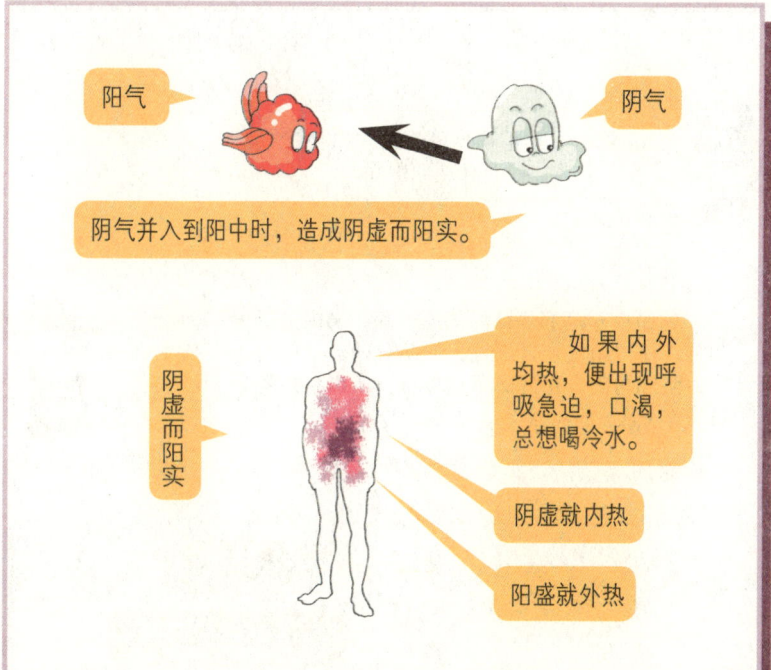

阳气

阴气

阴气并入到阳中时，造成阴虚而阳实。

阴虚而阳实

如果内外均热，便出现呼吸急迫，口渴，总想喝冷水。

阴虚就内热

阳盛就外热

第三编 病证学说

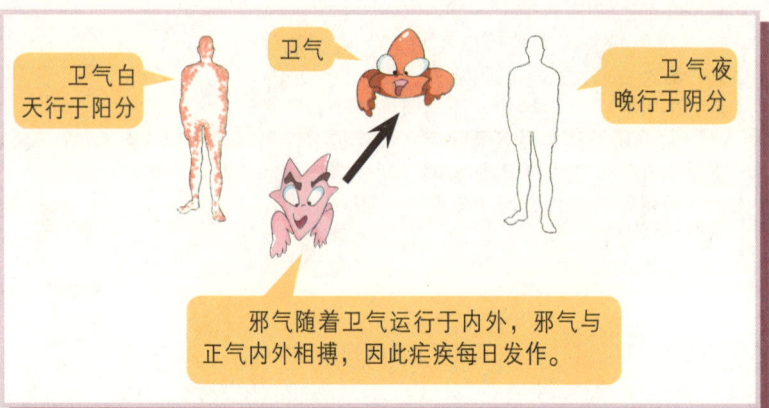

卫气白天行于阳分

卫气

卫气夜晚行于阴分

邪气随着卫气运行于内外，邪气与正气内外相搏，因此疟疾每日发作。

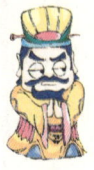

疟疾每隔一日发作一次，这是什么原因呢？

这是由于疟邪停留的部位很深，向内迫近于阴分，使得阳气独行于外，而阴分的邪气停留于内，阴邪与阳气相搏而不能外出，所以疟疾隔一日发作一次。

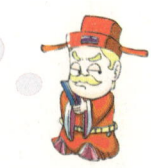

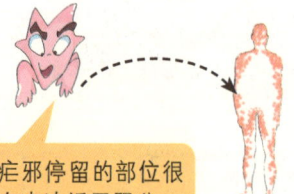

阳气独行于外

阴分的邪气停留于内

疟邪停留的部位很深，向内迫近于阴分。

阴邪与阳气相搏而不能外出，所以疟疾隔一日发作一次。

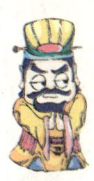

有些疟疾发作的时间逐日推迟,有些疟疾发作的时间逐日提前,这是什么原因呢?

疟邪侵入风府穴后,沿脊柱下行并且每天下行一节,而卫气的运行会在一日一夜内会于风府穴,由于疟疾的发作必须卫气与疟邪相遇,所以疟疾的发作也就逐日推迟。这是因为疟邪侵入脊背后,每当卫气运行到风府穴时,肌肤腠理就会开泄,邪气便乘虚入内,引起疟疾发作,所以疟疾的发作就一天比一天迟。

如果疟邪从风府出发,每日下行一骨节,第25日下到尾骶骨,第26日进入脊柱内,然后注入冲脉,沿着冲脉上行,到第9日上出于缺盆,这个过程中,由于疟邪逐日向上走,所以发作的时间就一天比一天早。疟疾隔日一发作的,是由于疟邪内迫于五脏,横连于脐下,由于疟邪的运行很远,潜藏深,行走又迟缓,不能同卫气一起并行而同时外出,因此便间隔一天发作一次。

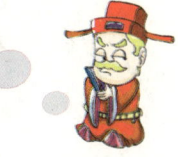

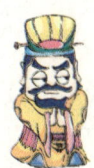

您说卫气每到风府穴时,腠理就开泄,邪气便乘虚入内,引起疟疾发作。而现在又说卫气与疟邪相争的部位是逐日下行一骨节,而不是在风府穴,但疟疾照样每天发作,这是为什么呢?

以上是指邪气侵犯头项，然后沿脊柱下行的发病规律。由于人的体质有虚实不同，邪气所伤的部位各不相同，所以即使不在风府穴，也可以发病。

邪气侵犯头项，卫气行于头项时与邪气相合便发病；邪气侵犯腰脊，卫气行于腰脊时与邪气相合便发病；邪气侵犯背部，卫气行于背时与邪气相合便发病；邪气侵犯手足，卫气行于手足时与邪气相合便发病。总之，卫气所到之处，只要与邪气相合，则疟疾便发作。所以风邪伤人没有固定的部位。只要逢卫气外发，腠理开泄时，邪气入内与卫气相合之处，就是疟疾发作的部位。

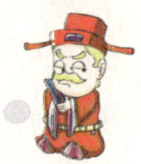

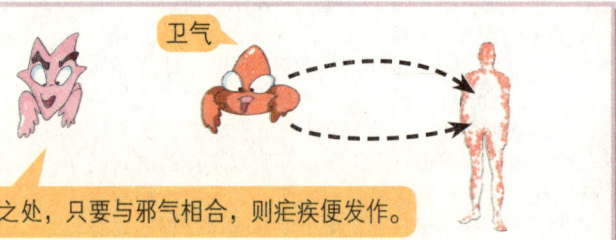

卫气所到之处，只要与邪气相合，则疟疾便发作。

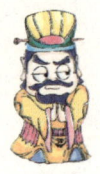

风病与疟疾的病症非常相似，又同为外邪所引起，但风病通常持续性发作，而疟疾却规律性发作，这是什么原因呢？

风邪通常是停留在固定的部位，因此持续性发作，而疟邪常随经络循行，并逐渐向里传变，只有与卫气相应合的时候才能发作，所以才规律性发作。

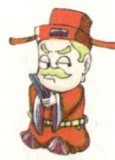

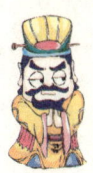

疟疾发作时，通常是先恶寒而后发热，这是什么原因呢？

在夏季感受了暑热邪气，汗大出而腠理疏松，此时如果被微寒水湿乘机侵袭，邪气潜藏在肌肤腠理之中，到了秋季又感受风邪，于是疟邪就形成了。由于寒邪属阴，风邪属阳。病人先感受寒邪，后感受风邪，所以发作时先恶寒后发热，并且按规律发作，称为寒疟。

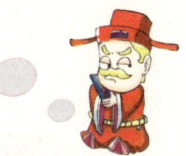

素问·疟论篇第三十五

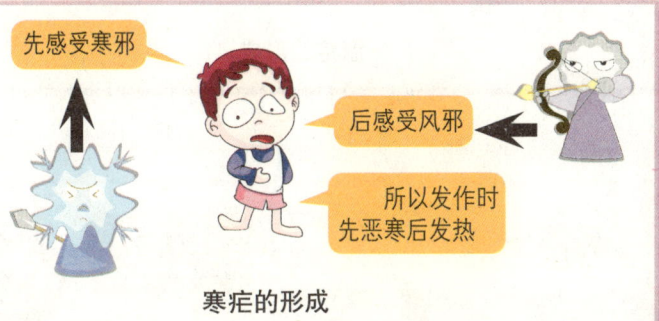

寒疟的形成

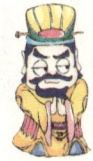

疟疾发作时，先发热而后恶寒，这是什么原因呢？

这是由于先感受风邪后感受寒邪，所以先发热而后恶寒，这种疟疾按规律发作，名叫温疟。

如果只发热而不恶寒，是因为阴气先亏损于内，阳气单独旺盛于外，表现为气不足，烦闷，手脚发热，恶心呕吐，名叫瘅疟。

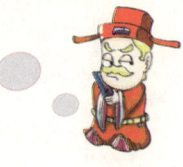

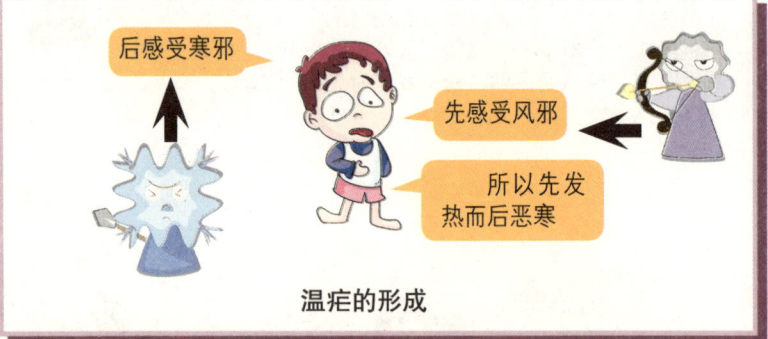

温疟的形成

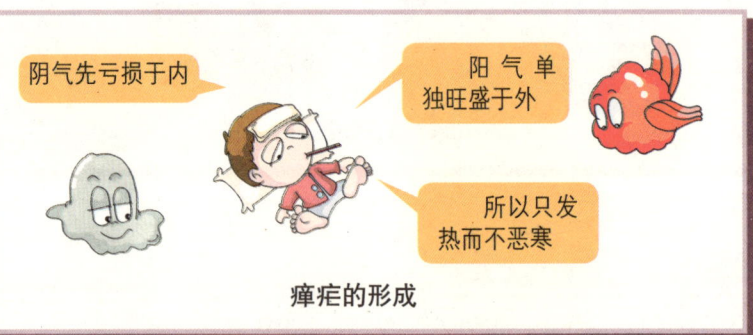

瘅疟的形成

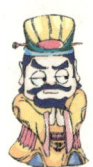

书上说，病有余的实证用泻法治疗，病不足的虚证用补法治疗，疟疾这种病，发热为有余，恶寒为不足。当恶寒时，虽然用热水，温火烘烤，也不能使身体转温；当发热时，虽然用冰水，也不能使身体转凉。

这些都是属于有余或不足的病，此时，虽然是最高明的医生，也无法治疗，只有等待疾病自行衰退以后，才能针刺，这是什么原因呢？

素问·疟论篇第三十五

当病人高烧时不要针刺，当脉搏跳动混乱时不要针刺，当大汗淋漓时不要针刺，这些情况表示邪气亢盛而正气虚弱，所以不能马上治疗。

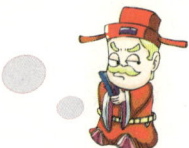

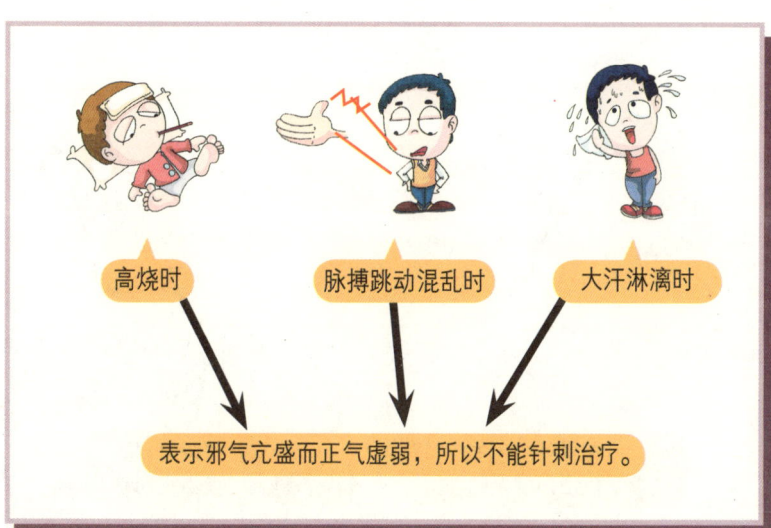

第三编 病证学说

疟疾刚开始发作时，阳气并于阴分，此时，阳气偏虚而阴气偏盛，体外阳气不足，所以首先出现恶寒战栗，阴气逆乱达到极点，则阴气外窜到达阳分，阴邪与阳气相搏于外，于是阴气虚于内而阳气盛于外，所以出现发热、口渴。

疟邪并于阳分时则阳气偏盛，疟邪并于阴分时则阴气偏盛。阴气偏盛便出现恶寒，阳气偏盛便出现发热。疟疾的风寒之气并不是常态，阴寒达到了极点便转为阳，阳热达到了极点便转为阴。

当疟疾发作时，热得就像烈火燃烧一样，如同暴风骤雨不可阻挡一般。

所以经书上说，当疟邪正旺时，就不要泻邪伤正；当邪气衰退时再进行调治，才能取得理想的疗效。疟疾尚未发作时，阴气还未并于阳分，阳气还未并于阴分时，便进行调理，使得正气安定，邪气才能除去。所以疟疾正在发作时，医生不能治疗，这是因为此时血气已经逆乱的缘故。

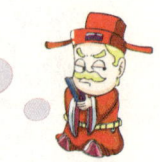

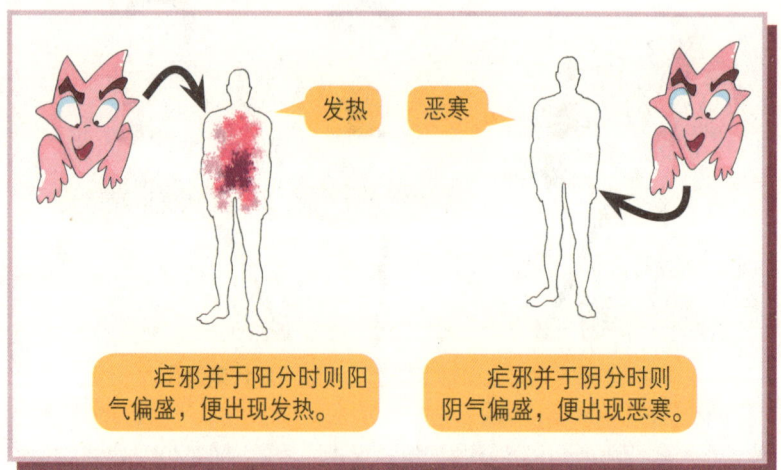

疟邪并于阳分时则阳气偏盛，便出现发热。

疟邪并于阴分时则阴气偏盛，便出现恶寒。

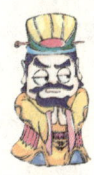

那么应当如何治疗呢？治疗时间的早、晚应当如何掌握呢？

疟疾将要发作时，阴阳是先从四肢末端开始转移，如果卫阳已经受损，阴气也会受到影响。

所以在阴邪与卫阳尚未相并时，应当紧紧束缚四肢末端，使邪气不能入内，阴气不能出外，也就是阴邪与卫阳不能相并；然后在孙脉盛满的部位针刺出血，这样就能使邪气外泄而不会与卫阳合并，疟疾就不会发作。

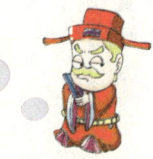

素问·疟论篇第三十五

在阴邪与卫阳尚未相并时，束缚四肢末端。

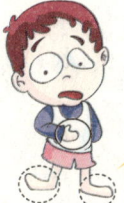

使阴邪与卫阳不能相并

然后在孙脉盛满的部位针刺出血，疟疾就不会发作。

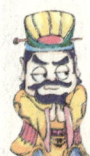

疟疾不发作时，情况又是如何呢？

第三编 病证学说

疟疾发作的强弱是随着疟邪所在的部位而交替发病的，疟邪在阳分时，出现发热，脉象躁急；疟邪在阴分时，出现寒冷，脉象沉静。
疟疾发展达到极点时，阴阳之气均已衰退，导致卫气与邪气分离，所以疟疾就停止发作，如果卫气与邪气重新合并，疟疾就会再度发作。

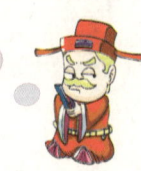

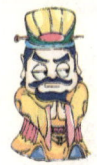

有的疟疾隔两日发作1次，有的隔数日发作1次。发作时有的口渴，有的不口渴，这是什么原因呢？

这是因为疟邪侵入六腑，卫气必须入内才能与疟邪会并，但有时卫气失掉时机，不能每日与疟邪会并，所以有的间隔两日或间隔数日才发作1次。
疟疾的发作是由于阴阳的交替，当阳气偏盛时，则热盛而出现口渴；当阴气偏盛时，则寒盛而不口渴。

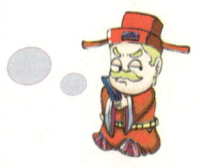

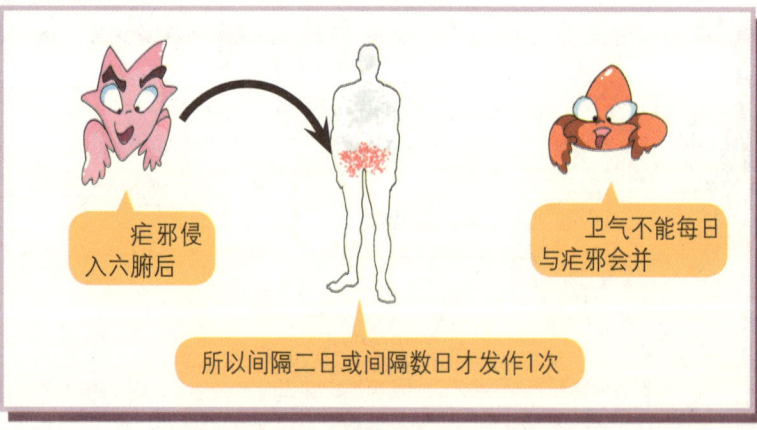

疟邪侵入六腑后

所以间隔二日或间隔数日才发作1次

卫气不能每日与疟邪会并

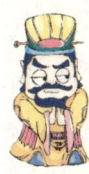

医经上说,夏天感受暑邪,到了秋天就会产生疟疾,然而有些疟疾并不完全是这样,这是什么原因呢?

夏天感受暑邪,秋天就产生疟疾,这是指与四时相应的发病规律。但是有些疟疾与四时之气的发病规律相违背。比如有的在秋天产生的疟疾,表现为寒重;有的在冬天产生的疟疾,表现为寒不重;有的在春天产生的疟疾,表现为怕风;有的在夏天出现的疟疾,表现为汗多。

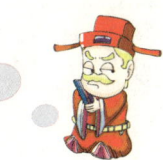

素问·疟论篇第三十五

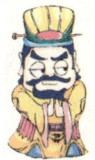

温疟与寒疟,疟邪停留在什么部位?潜藏在哪一个脏腑?

温疟是因为冬季感受风寒之邪,邪气藏于骨髓之中,到了第二年春天,阳气向外生发,也不能将邪气托出;到了夏季,暑热之气使人脑髓消烁,肌肉消瘦,腠理开泄,或者因为劳力过度,邪气则乘虚与汗液一同外出。这种病是疟邪潜伏在肾脏,疟疾发作时邪气才从内出于外,此时,阴气偏虚而阳气偏盛,阳盛则发热,当热极而阳气衰退时,邪气又进入阴分导致阴盛而阳虚,阳虚则恶寒,所以先发热而后恶寒,这种疟疾就叫温疟。

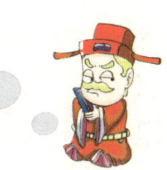

1 冬季感受风寒之邪,邪气藏于骨髓之中。

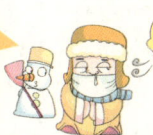

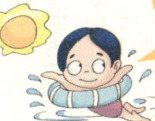

2 夏季,暑热之气使人腠理开泄,或因劳力过度,邪气与汗液一同外出。

125

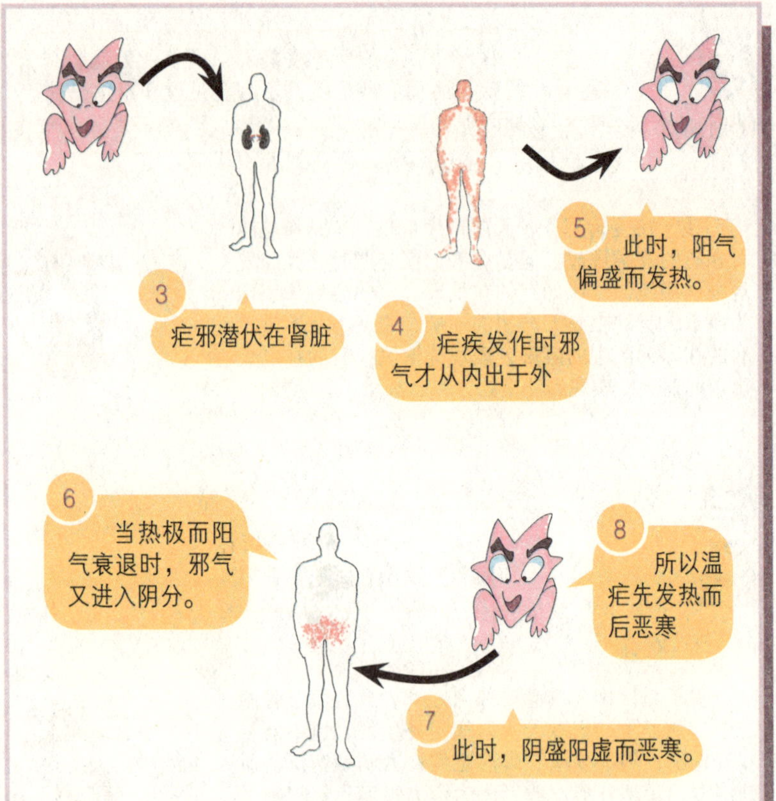

第三编 病证学说

3 疟邪潜伏在肾脏

4 疟疾发作时邪气才从内出于外

5 此时，阳气偏盛而发热。

6 当热极而阳气衰退时，邪气又进入阴分。

7 此时，阴盛阳虚而恶寒。

8 所以温疟先发热而后恶寒

温疟的病因

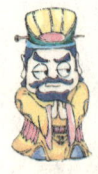
瘅疟又是什么情况呢？

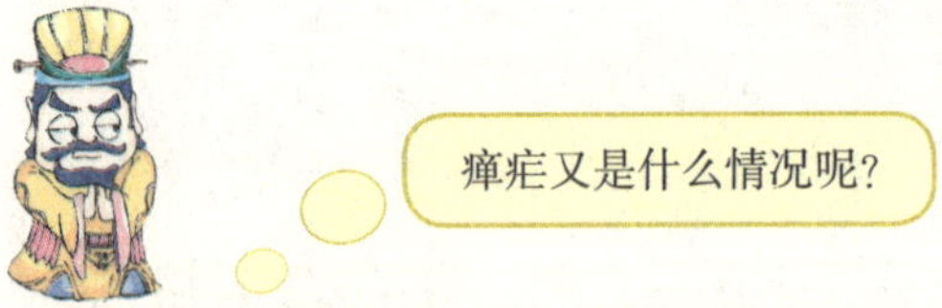

瘅疟是因为肺中素有热邪,肺气旺盛,使得气机上逆,邪气充实而不外泄,如果加上劳力过度而腠理开泄,风寒之邪乘虚侵袭于皮肤之内、肌肉之间,与卫气相并时便会发热;发热则阳气偏盛,如果阳气经久偏盛而不衰退,就会形成疟疾,由于病邪没有伤及阴分,所以只见发热而不见恶寒。这种病的邪气深藏于心,外停留于肌肉之间,从而使人肌肉消瘦,所以名叫瘅疟。

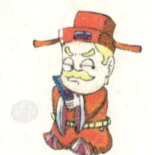

素问·疟论篇第三十五

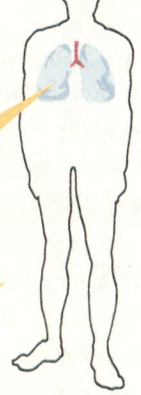

1　因为肺中素有热邪,使得气机上逆,邪气充实而不外泄。

2　腠理开泄时,风寒之邪乘虚侵入,与卫气相并时便会发热。

3　由于病邪没有伤及阴分,所以只见发热而不见恶寒。

4　邪气深藏于心,外停留于肌肉之间,从而使人肌肉消瘦。

瘅疟的病因

素问·咳论篇第三十八

原文：

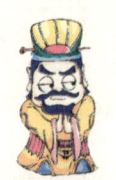

黄帝

黄帝问曰：肺之令人咳何也？

岐伯对曰：五藏六府皆令人咳，非独肺也。

帝曰：愿闻其状。

岐伯曰：皮毛者肺之合也，皮毛先受邪气，邪气以从其合也。其寒饮食入胃，从肺脉上至于肺则肺寒，肺寒则外内合邪因而客之，则为肺咳。五藏各以其时受病，非其时各传以与之。人与天地相参，故五藏各以治时感于寒则受病，微则为咳，甚者为泄为痛。乘秋则肺先受邪，乘春则肝先受之，乘夏则心先受之，乘至阴则脾先受之，乘冬则肾先受之。

帝曰：何以异之？

岐伯曰：肺咳之状，咳而喘息有音，甚则唾血。心咳之状，咳则心痛，喉中介介如梗状，甚则咽肿喉痹。肝咳之状，咳则两胁下痛，甚则不可以转，转则两胠下满。脾咳之状，咳则右胁下痛，阴阴引肩背，甚则不可以动，动则咳剧。肾咳之状，咳则腰背相引而痛，甚则咳涎。

帝曰：六府之咳奈何？安所受病？

岐伯曰：五藏之久咳，乃移于六府。脾咳不已，则胃受之，胃咳之状，咳而呕，呕甚则长虫出。肝咳不已，则胆受之，胆咳之状，咳呕胆汁。肺咳不已，则大肠受之，大肠咳状，咳而遗失。心咳不已，则小肠受之，小肠咳状，咳而失气，气与咳俱失。肾咳不已，则膀胱受之，膀胱咳状，咳而遗溺。久咳不已，则三焦受之。三焦咳状，咳而腹满，不欲食饮，此皆聚于胃，关于肺，使人多涕唾而面浮肿，气逆也。

帝曰：治之奈何？

岐伯曰：治藏者治其俞，治府者治其合，浮肿者治其经。

岐伯

帝曰：善。

【本部分主要阐述】

1. 五脏六腑的病变都会令人咳嗽，并不只是肺脏。如果咳嗽不是肺所主管的秋季时产生，这种咳嗽就是别的脏气先受到病邪侵袭，然后再传到肺。

2. 肺咳的表现为咳嗽、气喘、呼吸有声音，甚至咳吐血液。
心咳的表现为咳嗽、心痛。
肝咳的表现为咳嗽，咳嗽时两胁下疼痛。
脾咳的表现为咳嗽，咳嗽时右胁下疼痛。
肾咳的表现为咳嗽，咳嗽时腰背牵引疼痛。

3. 如果五脏的咳嗽长久不愈，就传给六腑。
脾咳长期不愈，就传给胃，产生胃咳。
肝咳长期不愈，就传给胆，产生胆咳。
肺咳长期不愈，就传给大肠，产生大肠咳。
心咳长期不愈，就传给小肠，产生小肠咳。
肾长期咳嗽不愈，就传给膀胱，产生膀胱咳。

4. 胃咳的表现为咳嗽，咳嗽时就呕吐，严重时甚至呕吐蛔虫。
胆咳的表现为咳嗽，咳嗽时呕吐胆汁。
大肠咳的表现为咳嗽，咳嗽时大便失禁。
小肠咳的表现为咳嗽，一咳嗽就放屁，常常是咳嗽与放屁并作。
膀胱咳的表现为咳嗽，一咳嗽小便就流出。

5. 治疗五脏咳，要取各经的腧穴；治疗六腑咳，要取各经的合穴。

素问·咳论篇第三十八

第三编 病证学说

【重点说明】

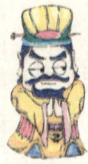

为什么肺脏的病变能令人咳嗽呢?

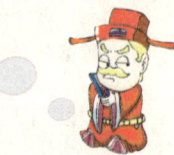

五脏六腑的病变都会令人咳嗽,并不是只有肺脏。

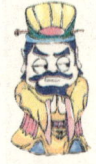

请您谈谈各种咳嗽的情况?

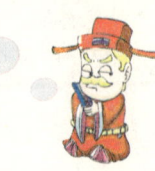

肺脏与皮毛相络属,当皮毛感受寒邪时,便会内传到肺;如果吃了寒冷食物,寒邪也会上犯到肺。当寒邪停留在肺,使得肺气上逆,就会产生肺咳。

五脏分别在所主管的时令感受邪气而发病,因此,如果咳嗽不是肺所主管的秋季时产生,这种咳嗽就是别的脏气先受到病邪侵袭,然后再传到肺。

皮毛感受寒邪,内传到肺。

吃了寒冷食物,寒邪上犯到肺。

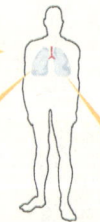
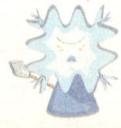

寒邪停留在肺,使得肺气上逆,就会产生肺咳。

肺咳的病因

如果寒邪轻微时，寒邪会侵入肺脏而产生咳嗽，如果寒邪严重的，寒邪会侵入而产生腹泻和疼痛。

一般来说，如果在秋天受寒，肺会首先受邪；如果在春天受寒，肝会首先受邪；如果在夏天受寒，心会首先受邪；如果在长夏受寒，脾会首先受邪；如果在冬天受寒，肾会首先受邪。

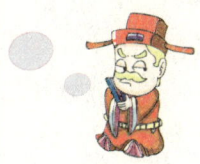

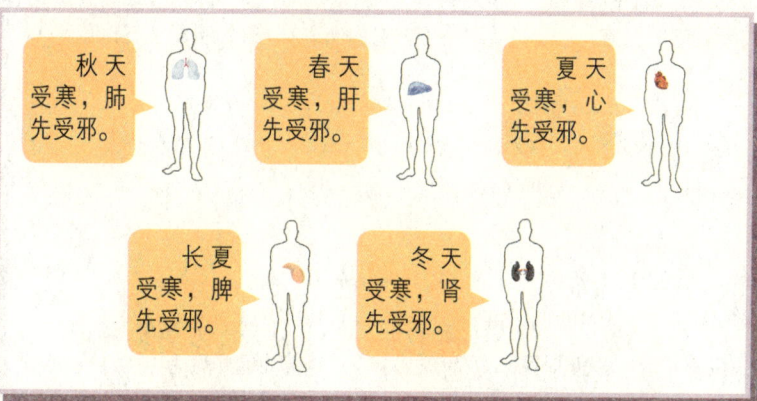

秋天受寒，肺先受邪。

春天受寒，肝先受邪。

夏天受寒，心先受邪。

长夏受寒，脾先受邪。

冬天受寒，肾先受邪。

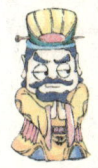

应当如何区分这些咳嗽呢？

肺咳的表现为咳嗽、气喘、呼吸有声音，甚至咳吐血液。心咳的表现为咳嗽、心痛，咽喉中像有东西哽塞一样；严重时，咽喉肿而闭塞。肝咳的表现为咳嗽，咳嗽时两胁下疼痛；严重时甚至不能左右转侧，一转侧两胁肋部就感觉胀满。脾咳的表现为咳嗽，咳嗽时右胁下疼痛，并牵引肩背隐隐疼痛；严重时，不能活动，一活动咳嗽加重。肾咳的表现为咳嗽，咳嗽时腰背牵引疼痛；严重时咳吐涎沫。

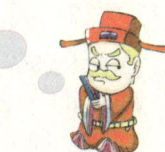

第三编 病证学说

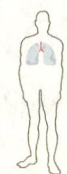 肺咳：咳嗽、气喘，呼吸有声音，咳吐血液。

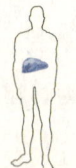 肝咳：咳嗽，咳嗽时两胁下疼痛，严重时不能左右转侧。

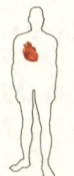 心咳：咳嗽、心痛，咽喉哽塞感，严重时，咽喉肿而闭塞。

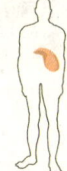 脾咳：咳嗽，咳嗽时右胁下牵引肩背疼痛，严重时不能活动。

肾咳：咳嗽，咳嗽时腰背牵引疼痛，严重时咳吐涎沫。

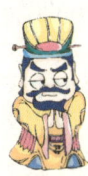 六腑的咳嗽有什么症状？是什么原因引起的呢？

如果五脏的咳嗽长久不愈，就传给六腑。

脾咳长期不愈，就传给胃产生胃咳，胃咳的表现为咳嗽，咳嗽时就呕吐，呕吐严重时，甚至呕吐蛔虫。肝咳长期不愈，就传给胆产生胆咳，胆咳的表现为咳嗽，咳嗽时呕吐胆汁。肺咳长期不愈，就传给大肠产生大肠咳，大肠咳的表现为咳嗽，咳嗽时大便失禁。心咳长期不愈，就传给小肠产生小肠咳，小肠咳的表现为咳嗽，一咳嗽就放屁，常常是咳嗽与放屁并作。肾长期咳嗽不愈，就传给膀胱产生膀胱咳，膀胱咳的表现为，一咳嗽时小便就流出。

以上各种咳嗽长期不愈，就传给三焦产生三焦咳，三焦咳的表现为咳嗽，腹部胀满，不想进食。总而言之，咳嗽是邪气聚积在胃，上入于肺，因而使人多涕唾，面部浮肿，气机上逆。

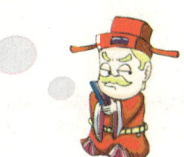

素问·咳论篇第三十八

胃咳：脾咳长期不愈传给胃。咳嗽时呕吐，呕吐严重时，甚至呕吐蛔虫。

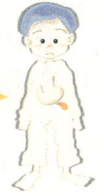

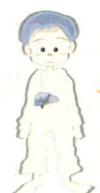

胆咳：肝咳长期不愈传给胆。咳嗽时呕吐胆汁。

大肠咳：肺咳长期不愈传给大肠。咳嗽时大便失禁。

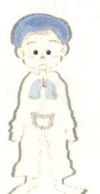

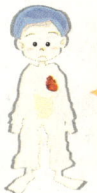

小肠咳：心咳长期不愈传给小肠。一咳嗽就放屁，常常是咳嗽与放屁并作。

第三编 病证学说

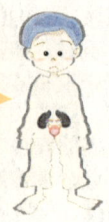
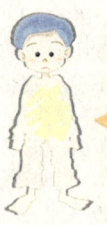

膀胱咳：肾咳长期不愈传给膀胱。咳嗽时小便就流出。

三焦咳：以上各种咳嗽长期不愈传给三焦。表现为咳嗽，腹部胀满，不想进食。

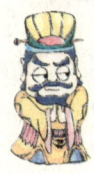

应当如何治疗呢？

治疗五脏咳，要取各经的腧穴；治疗六腑咳，要取各经的合穴；凡是咳嗽所引起的浮肿，治疗时要取各经的经穴。

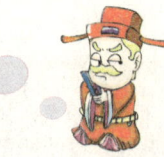

治疗五脏咳，要取各经的腧穴。

治疗六腑咳，要取各经的合穴。

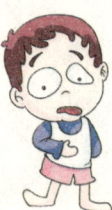

治疗咳嗽所引起的浮肿，要取各经的经穴。

素问·举痛论篇第三十九

原文：

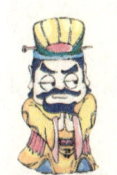
黄帝

黄帝问曰：余闻善言天者，必有验于人；善言古者，必有合于今；善言人者，必有厌于己。如此，则道不惑而要数极，所谓明也。今余问于夫子，令言而可知，视而可见，扪而可得，令验于己而发蒙解惑，可得而闻乎？岐伯再拜稽首对曰：何道之问也？帝曰：愿闻人之五藏卒痛，何气使然？

岐伯对曰：经脉流行不止，环周不休，寒气入经而稽迟，泣而不行，客于脉外则血少，客于脉中则气不通，故卒然而痛。

帝曰：其痛或卒然而止者，或痛甚不休者，或痛甚不可按者，或按之而痛止者，或按之无益者，或喘动应手者，或心与背相引而痛者，或胁肋与少腹相引而痛者，或腹痛引阴股者，或痛宿昔而成积者，或卒然痛死不知人，有少间复生者，或痛而呕者，或腹痛而后泄者，或痛而闭不通者，凡此诸痛，各不同形，别之奈何？

岐伯曰：寒气客于脉外则脉寒，脉寒则缩蜷，缩蜷则脉绌急，绌急（守）则外引小络，故卒然而痛，得炅则痛立止，因重中于寒，则痛久矣。寒气客于经脉之中，与炅气相薄则脉满，满则痛而不可按也，寒气稽留，炅气从上，则脉充大而血气乱，故痛甚不可按也。寒气客于肠胃之间，膜原之下，血不得散，小络急引故痛，按之则血气散，故按之痛止。寒气客于侠脊之脉，则深按之不能及，故按之无益也。寒气客于冲脉，冲脉起于关元，随腹直上，寒气客则脉不通，脉不通则气因之，故喘动应手矣。寒气客于背俞之脉则脉泣，脉泣则血虚，血虚则痛，其俞注于心，故相引而痛，按之则热气至，热气至则痛止矣。寒气客于厥阴之脉，厥阴之脉者，络阴器系于肝，寒气客于脉中，则血泣脉急，故胁肋与少腹相引痛矣。厥气客于阴股，寒气上及少腹，血泣在下相引，故腹痛引阴股。寒气客于小肠膜原之间，络血之中，血泣不得注于大经，血气稽留不得行，故宿昔而成积矣。寒气客于五藏，厥逆上泄，阴气竭，阳气未入，故卒然痛死不知人，气复反则生矣。寒气客于肠胃，厥逆上出，故痛而呕也。寒气客于小肠，小肠不得成聚，故后泄腹痛矣。热气留于小肠，肠中痛，瘅热焦渴则坚干不得出，故痛而闭不通矣。

帝曰：所谓言而可知者也。视而可见奈何？

岐伯曰：五藏六府固尽有部，视其五色，黄赤为热，白为寒，青黑为痛，此所谓视而可见者也。

帝曰：扪而可得奈何？

岐伯曰：视其主病之脉，坚而血及陷下者，皆可扪而得也。

帝曰：善。余知百病生于气也，怒则气上，喜则气缓，悲则气消，恐则气下，寒则气收，灵则气泄，惊则气乱，劳则气耗，思则气结，九气不同，何病之生？

岐伯曰：怒则气逆，甚则呕血及飧泄，故气上矣。喜则气和志达，荣卫通利，故气缓矣。悲则心系急，肺布叶举，而上焦不通，荣卫不散，热气在中，故气消矣。恐则精却，却则上焦闭，闭则气还，还则下焦胀，故气不行矣。寒则腠理闭，气不行，故气收矣。灵则腠理开，荣卫通，汗大泄，故气泄。惊则心无所倚，神无所归，虑无所定，故气乱矣。劳则喘息汗出，外内皆越，故气耗矣。思则心有所存，神有所归，正气留而不行，故气结矣。

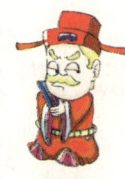

岐伯

【本部分主要阐述】

1. 五脏突然发生疼痛，是什么原因呢？如果寒邪停滞在经脉中，则会引起脉中的气血不通畅，于是产生疼痛。

2. 疼痛的症状各不相同，应当如何来区别呢？如果寒邪停滞在经脉外，所以产生疼痛，当遇到热气时，疼痛就会消失，假若此时再感受寒邪，疼痛便经久不愈。

如果寒邪停滞在经脉中，与热气搏结，就会产生剧痛，甚至不能用手触按。

寒邪停滞在肠胃间的膜原，因此产生疼痛，当用手按压时血气得以散开，所以疼痛能停止。

寒邪停滞在督脉，由于督脉位置较深，难以按压到病所，因此按压并不能止痛。

3. 说明寒邪停滞在冲脉、膀胱经脉、厥阴经脉、五脏、肠胃、小肠、大肠所引起的不同症状。

4. 五脏六腑的精气都会分别反应在面部，一般来说，黄色和红色代表热证，白色代表寒证，青色和黑色代表痛证。

5. 说明气上、气缓、气消、气下行、气收、气泄、气乱、气耗、气结的病因与症状。

【重点说明】

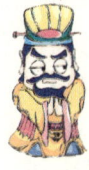

五脏突然发生疼痛，是什么原因呢？

当寒邪侵入人体后，如果停滞在经脉外，会引起脉管的收缩而使经脉中的血量减少；如果寒邪停滞在经脉中，则会引起脉中的气血不通畅，于是产生疼痛。
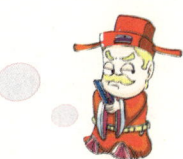

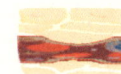
当寒邪停滞在经脉外，会引起脉管收缩而使血量减少。

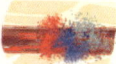
当寒邪停滞在经脉中，会引起气血不通畅而疼痛。

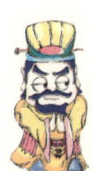

其疼痛有突然停止的，有疼痛剧烈而无休止的，有痛得不能按摩的，有按摩可以止痛的，有按摩不能止痛的，有按摩疼痛时跳动应手的，有心与背相牵引而痛的，有胁肋与少腹部相牵引而痛的，有腹痛牵引大腿内侧的，有长久疼痛不愈而成积聚的，有剧痛如死不知人事而片刻就复苏的，有疼痛兼呕的，有腹痛而泄泻的，有疼痛而便秘的。这些疼痛的症状各不相同，应当如何来区别呢？

素问·举痛论篇第三十九

如果寒邪停滞在经脉外，会引起经脉的收缩，并且牵拉脉外的小经脉，所以产生疼痛。当遇到热气时，疼痛就会消失，假若此时再感受寒邪，疼痛便经久不愈。

如果寒邪停滞在经脉中，与热气搏结，造成经脉充盈胀大以及血气逆乱，就会产生剧痛，甚至不能用手触按。

寒邪停滞在肠胃间的膜原，引起血气凝聚不散，小的络脉拘急牵引，因此产生疼痛，当用手按压时血气得以散开，所以疼痛能停止。

寒邪停滞在督脉，由于督脉位置较深，难以按压到病所，因此按压并不能止痛。

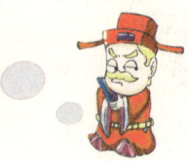

寒邪引起血气凝聚，小络脉拘急牵引，因此疼痛。

按压时血气得以散开，所以疼痛停止。

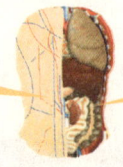

寒邪停滞在膜原

寒邪停滞在冲脉，冲脉起于关元穴，沿着腹部上行，寒邪造成冲脉气血不通，于是管内脉气欲通不通而鼓动，所以按压时跳动应手。寒邪停滞在足太阳膀胱经，则血气凝寒，血气凝塞则血虚，血虚导致经脉失养，于是产生疼痛，背腧与心相连，所以心与背牵引而痛，当用手按压时可以到达病所，因此疼痛停止。寒邪停滞在厥阴经脉，厥阴经脉下绕阴器上连于肝，由于血气上逆于少腹，血脉凝塞引起上下牵引，所以腹痛向下牵引阴股。

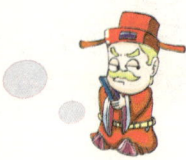

背腧与心相连，所以心与背牵引而痛。

按压时可以到达病所，因此疼痛停止。

寒邪引起血气凝塞而血虚，血虚道致经脉失养，于是产生疼痛。

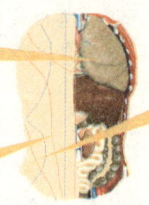

寒邪停滞在足太阳膀胱经脉

寒邪停滞在小肠膜原间，使血液凝塞不能注入大的经脉，血气凝塞日久就产生积聚。寒邪停滞在五脏，使得阴气逆乱而往上散泄，当阴气耗竭时，阳气无阴可以依附而外散，所以会突然剧痛甚至失去知觉；当阳气复返时便会苏醒。寒气停滞在肠胃，迫使胃气上厥逆，所以疼痛而兼呕吐。寒邪停滞在小肠，小肠功能失常，不能盛受水谷，所以腹痛而兼泄泻。热邪停滞在大肠，由于热伤津液，引起唇焦口干，大便干硬难以排出，所以疼痛而兼便秘。

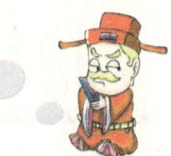

素问·举痛论篇第三十九

寒邪使得阴气逆乱而上

当阳气复返时便会苏醒

当阴气耗竭时，阳气外散，所以会突然剧痛甚至失去知觉。

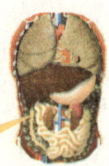

寒邪停滞在五脏

第三编 病证学说

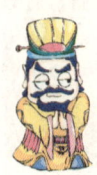

以上所说的各种症状通常必须由问诊来了解,除此以外,有哪些症状是只从望诊就能判断的呢?

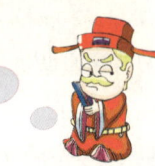

五脏六腑的精气都会分别反应在面部,因此观察五色在面部的表现能诊断某些疾病。一般来说,黄色和红色代表热证,白色代表寒证,青色和黑色代表痛证。

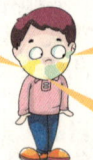

黄色和红色代表热证　　青色和黑色代表痛证

白色代表寒证

五色在面部的表现

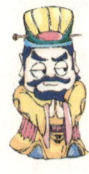

有哪些症状是经由切诊就能判断的呢?

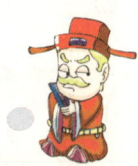

以病证的脉象来说,坚硬而实的脉象代表实证;沉陷而虚的脉象代表虚证。

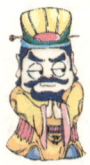

许多疾病都是由于气机逆乱所引起的。暴怒则气上逆,大喜则气弛缓,过悲则气消散,恐惧则气下陷,寒冷则气收聚,过热则气外泄,受惊则气机紊乱,劳累过度则气耗散,思虑过度则气郁结。这些情志的变化,会产生什么疾病呢?

气上：暴怒则肝气上逆，肝气犯胃时会引起呕血，肝气伤脾时会引起泻泄。**气缓**：大喜则心气和缓，志意畅达，营卫之气通顺。**气消**：悲伤过度则心系拘急，肺叶扩张，上焦阻塞不通，营卫之气不能布散，郁而化热，热留于胸中，造成正气耗散。**气下行**：恐惧则精气衰退，并且引起上焦闭塞，使得气还留于下焦而造成下焦胀满。**气收**：寒冷则肌肤腠理闭塞，营卫之气不能畅流。**气泄**：过热则肌肤腠理开放，营卫之气通畅，汗液大量外泄。**气乱**：受惊则心悸而无依附，心神无归宿，心中思虑不定。**气耗**：劳累过度则喘息汗外，喘则内气散脱，汗则外气流失，内外之气均散发于外。**气结**：思虑过度则心气凝聚，心神归于一处，心气郁滞不畅。

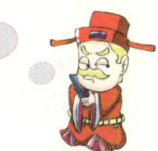

素问·举痛论篇第三十九

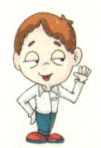 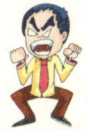 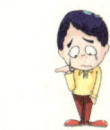 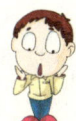 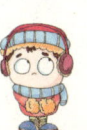

气缓：大喜则心气和缓。

气上：暴怒则肝气上逆。

气消：悲伤过度则心系拘急，造成正气耗散。

气下行：恐惧则精气衰退。

气收：寒冷则肌肤腠理闭塞。

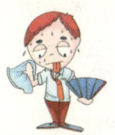 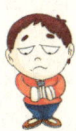 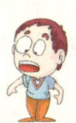 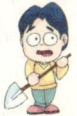

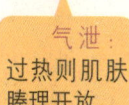

气泄：过热则肌肤腠理开放。

气结：思虑过度则心气凝聚。

气乱：受惊则心悸而无依附。

气耗：劳累过度则喘息汗外，内外之气均散发于外。

素问·风论篇第四十二

原文：

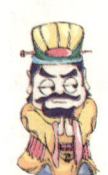

黄帝问曰：风之伤人也，或为寒热，或为热中，或为寒中，或为疠风，或为偏枯，或为风也，其病各异，其名不同，或内至五藏六府，不知其解，愿闻其说。

岐伯对曰：风气藏于皮肤之间，内不得通，外不得泄，风者善行而数变，腠理开则洒然寒，闭则热而闷，其寒也则衰食饮，其热也则消肌肉，故使人佚栗而不能食，名曰寒热。风气与阳明入胃，循脉而上至目内眦，其人肥则风气不得外泄，则为热中而目黄；人瘦则外泄而寒，则为寒中而泣出。风气与太阳俱入，行诸脉俞，散于分肉之间，与卫气相干，其道不利，故使肌肉愤䐜而有疡，卫气有所凝而不行，故其肉有不仁也。疠者，有荣气热胕，其气不清，故使其鼻柱坏而色败，皮肤疡溃，风寒客于脉而不去，名曰疠风，或名曰寒热。以春甲乙伤于风者为肝风，以夏丙丁伤于风者为心风，以季夏戊己伤于邪者为脾风，以秋庚辛中于邪者为肺风，以冬壬癸中于邪者为肾风。风中五藏六府之俞，亦为藏府之风，各入其门户，所中则为偏风。风气循风府而上，则为脑风。风入系头，则为目风，眼寒。饮酒中风，则为漏风。入房汗出中风，则为内风。新沐中风，则为首风。久风入中，则为肠风、飧泄。外在腠理，则为泄风。故风者百病之长也。至其变化乃为他病也，无常方，然致有风气也。

帝曰：五藏风之形状不同者何？愿闻其诊及其病能。

岐伯曰：肺风之状，多汗恶风，色䵟然白，时咳短气，昼日则差，暮则甚，诊在眉上，其色白。心风之状，多汗恶风，焦绝善怒吓，赤色，病甚则言不可快，诊在口，其色赤。肝风之状，多汗恶风，善悲，色微苍，嗌干善怒，时憎女子，诊在目下，其色青。脾风之状，多汗恶风，身体怠惰，四肢不欲动，色薄微黄，不嗜食，诊在鼻上，其色黄。肾风之状，多汗恶风，面庞然浮肿，脊痛不能正立，其色炲，隐曲不利，诊在肌上，其色黑。胃风之状，颈多汗恶风，食饮不下，鬲塞不通，腹善满，失衣则䐜胀，食寒则泄，诊形瘦而腹大。首风之状，头面多汗恶风，当先风一日则病甚，头痛不可以出内，至其日则病少愈。漏风之状，或多汗，常不可单衣，食则汗出，甚则身汗，喘息恶风，衣常濡，口干善渴，不能劳事。泄风之状，多汗，汗出泄衣上，口中干，上渍，其风不能劳事，身体尽痛则寒。

帝曰：善。

【本部分主要阐述】

1. 如果风邪气停滞在经脉中，导致营气郁热，血气污浊不清，造成鼻柱骨损伤，面色衰败且肌肤溃疡。这种病叫疠风，或称为寒热。

2. 五脏风病：风邪从腧穴进入人体后，内传至五脏便产生五脏风病。

肺风：多汗，怕风，面色白，经常咳嗽，呼吸气短，白天好转，傍晚加重。

心风：多汗，怕风，唇舌干燥，容易发怒或受惊，面色红赤，严重者说话不流利。

肝风：多汗，怕风，经常悲伤，容易发怒，面色微青，咽喉干燥，有时厌恶女子。

脾风：多汗，怕风，身体倦怠，四肢不想活动，面色微黄，不爱吃东西。

肾风：多汗，怕风，面部浮肿，腰脊疼痛不能直立，面色灰暗，小便不利。

偏风：如果风邪偏中于人体的一侧，便产生偏风。

脑风：风邪从风府穴侵入到脑，便产生脑风。

目风：风邪侵入头中目系，便产生目风，眼睛就怕风寒。

漏风：如果睡眠时受凉或饮酒时伤风，便产生漏风。

内风：行房汗出时受风，便产生内风。

首风：刚洗完头时受风，便产生首风。

肠风：如果久患风邪不愈而内传于肠胃，便会形成腹泻的肠风。

泄风：如果风邪损伤肌肤腠理，便产生泄风。

第三编 病证学说

【重点说明】

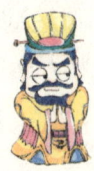

风邪侵袭人体后，有的传变为寒热病，有的传变为热中病，有的传变为寒中病，有的传变为疠风病，有的传变为偏枯病，有的传变为其他风病等。这是什么原因呢？

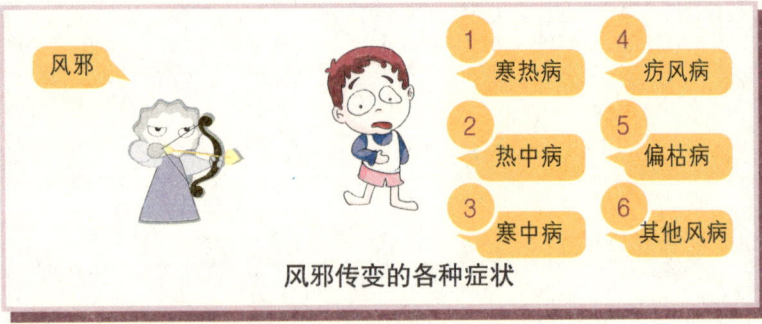

风邪传变的各种症状

风邪流动快捷又变化多端，如果潜藏在肌肤腠理间，既不能往内传，又不能往外散；因此当肌肤腠理开启时，会感觉怕冷，饮食就减少；当肌肤腠理闭合时，会感觉发热烦闷，肌肉就消瘦，病名称为寒热。

风邪通常从阳明经进入胃中，沿着足阳明胃经上行到眼内角。如果人肥胖，风邪不易外泄而内郁化热，便形成热中，眼睛会发黄；如果人瘦弱，阳气容易外泄而内虚寒，便形成寒中，会常流眼泪。风邪从太阳经侵袭人体，与血气相互搏结，造成气血运行不畅而阻塞，因此肌肤肿胀，甚至溃破形成疮疡。如果卫气凝滞不行，就会使肌肉麻木不知痛痒。如果风邪气停滞在经脉中，导致营气郁热，血气污浊不清，造成鼻柱骨损伤，面色衰败且肌肤溃疡。这种病叫疠风，或称为寒热。

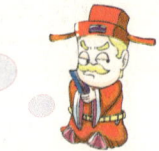

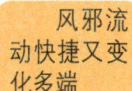 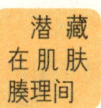 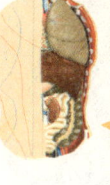 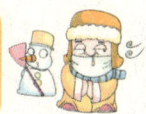 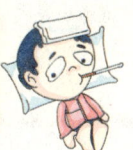

风邪流动快捷又变化多端

潜藏在肌肤腠理间

当肌肤腠理开启时，会感觉怕冷。

当肌肤腠理闭合时，会感觉发热烦闷。

寒热病的症状

素问·风论篇第四十二

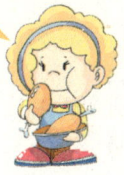 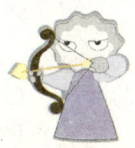 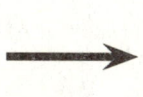

如果人肥胖

风邪不易外泄而内郁化热

→ 形成热中证

热中证的形成

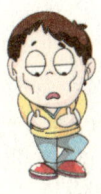 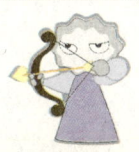 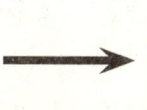

如果人瘦弱

阳气容易外泄而内虚寒

→ 形成寒中证

寒中证的形成

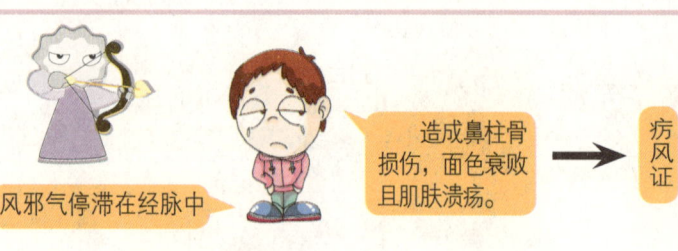

疠风证的形成

在春季的甲、乙日感受风邪，就会产生肝风；在夏季的丙、丁日感受风邪，就会产生心风；在长夏季的戊、已日感受风邪，就会产生脾风；在秋季的庚、辛日感受风邪，就会产生肺风；在冬季的壬、癸日感受风邪，就会产生肾风。

所以风邪是许多疾病的起因，并且会传变为其他疾病，各种变化虽然不固定，但都是由风邪所引起。风邪从腧穴进入人体后，内传至五脏便产生五脏风病，如果风邪偏中于人体的一侧，便产生偏风。

风邪从风府穴侵入到脑，便产生脑风；风邪侵入头中目系，便产生目风，眼睛就怕风寒；如果睡眠时受凉或饮酒时伤风，便产生漏风；行房汗出时受风，便产生内风；刚洗完头时受风，便产生首风；如果久患风邪不愈而内传于肠胃，便会形成腹泻的肠风；如果风邪损伤肌肤腠理，便产生泄风。

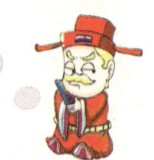

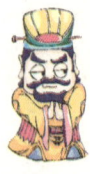

五脏风病的症状有什么不相同的特征？应该如何诊断？

风邪引起的各种症状

- **首风**：刚洗完头时受风。
- **目风**：风邪侵入头中目系，眼睛就怕风寒。
- **五脏风病**：风邪从腧穴进入人体后，内传至五脏。
- **内风**：行房汗出时受风。
- **泄风**：风邪损伤肌肤腠理。
- **脑风**：风邪从风府穴侵入到脑。
- **偏风**：风邪偏中于人体的一侧。
- **肠风**：久患风邪不愈而内传于肠胃。
- **漏风**：睡眠时受凉或饮酒时伤风。

素问·风论篇第四十二

肺风的症状是多汗，怕风，面色白，经常咳嗽，呼吸气短，白天好转，傍晚加重；诊断时可以发现眉间会出现白色。心风的症状是多汗，怕风，唇舌干燥，容易发怒或受惊面色红赤，严重了说话不流利；诊断时可以发现舌头出现色红。肝风的症状是多汗，怕风，经常悲伤，容易发怒，面色微青，咽喉干燥，有时厌恶女子；诊断时可以发现眼眶下出现青色。脾风的症状是多汗，怕风，身体倦怠，四肢不想活动，面色微黄，不爱吃东西；诊断时可以发现鼻子上出现黄色。肾风的症状是多汗，怕风，面部浮肿，腰脊疼痛不能直立，面色灰暗，小便不利；诊断时可以发现面颊上出现黑色。胃风的症状是颈部多汗，怕风，吞咽难下，膈下郁闷阻塞，腹部饱满，衣服穿少时腹胀更严重，吃了寒冷的饮食便出现腹泻；诊断时可以发现身体消瘦和腹部胀大。首风的症状是多汗，怕风，每当起风的前一天，病情加重，头剧痛难忍，等到起风的当天，病情会稍微减轻。漏风的症状是多汗，怕风，怕冷，吃饭时汗出，喘息，衣服总是湿湿的，口干而渴，不耐劳累。泄风的症状是多汗，怕风，汗出粘衣，口干，不耐劳累，全身疼痛发冷。

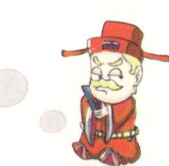

第三编 病证学说

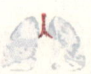

肺风：多汗，怕风，面色白，经常咳嗽，呼吸气短，白天好转，傍晚加重。

心风：多汗，怕风，唇舌干燥，容易发怒或受惊面色红赤，严重者说话不流利。

肝风：多汗，怕风，经常悲伤，容易发怒，面色微青，咽喉干燥，有时厌恶女子。

脾风：多汗，怕风，身体倦怠，四肢不想活动，面色微黄，不爱吃东西。

肾风：多汗，怕风，面部浮肿，腰脊疼痛不能直立，面色灰暗，小便不利。

胃风：颈部多汗，怕风，吞咽难下，膈下郁闷阻塞，腹部饱满，衣服穿少时腹胀更严重，吃了寒冷的饮食便出现腹泻。

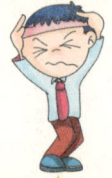 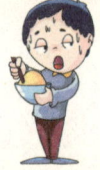 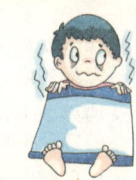

首风：多汗，怕风，起风的前一天，病情加重，头剧痛难忍，到起风的当天，病情会稍减轻。

漏风：多汗，怕风，怕冷，吃饭时汗出，喘息，衣服总是湿湿的，口干而渴，不耐劳累。

泄风：多汗，怕风，汗出粘衣，口干，不耐劳累，全身疼痛发冷。

五脏风病的症状

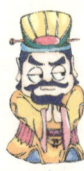 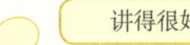

讲得很好。

素问·痹论篇第四十三

原文：

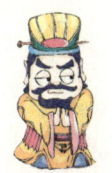

黄帝问曰：痹之安生？

岐伯对曰：风寒湿三气杂至，合而为痹也。其风气胜者为行痹，寒气胜者为痛痹，湿气胜者为着痹也。

帝曰：其有五者何也？

岐伯曰：以冬遇此者为骨痹，以春遇此者为筋痹，以夏遇此者为脉痹，以至阴遇此者为肌痹，以秋遇此者为皮痹。

帝曰：内舍五藏六府，何气使然？

岐伯曰：五藏皆有合，病久而不去者，内舍于其合也。故骨痹不已，复感于邪，内舍于肾。筋痹不已，复感于邪，内舍于肝。脉痹不已，复感于邪，内舍于心。肌痹不已，复感于邪，内舍于脾。皮痹不已，复感于邪，内合于肺。所谓痹者，各以其时重感于风寒湿之气也。凡痹之客五藏者：肺痹者，烦满喘而呕。心痹者，脉不通，烦则心下鼓，暴上气而喘，嗌干善噫，厥气上则恐。肝痹者，夜卧则惊，多饮数小便，上为引如怀。肾痹者，善胀，尻以代踵，脊以代头。脾痹者，四支解堕，发咳呕汁，上为大塞。肠痹者，数饮而出不得，中气喘争，时发飧泄。胞痹者，少腹膀胱按之内痛，若沃以汤，涩于小便，上为清涕。阴气者，静则神藏，躁则消亡，饮食自倍，肠胃乃伤。淫气喘息，痹聚在肺；淫气忧思，痹聚在心；淫气遗溺，痹聚在肾；淫气乏竭，痹聚在肝；淫气肌绝，痹聚在脾。诸痹不已，亦益内也。其风气胜者，其人易已也。

帝曰：痹，其时有死者，或疼久者，或易已者，其故何也？

岐伯曰：其入藏者死，其留连筋骨间者疼久，其留皮肤间者易已。

帝曰：其客于六府者何也？

岐伯曰：此亦其食饮居处，为其病本也。六府亦各有俞，风寒湿气中其俞，而食饮应之，循俞而入，各舍其府也。

帝曰：以针治之奈何？

岐伯曰：五藏有俞，六府有合，循脉之分，各有所发，各随其过，则病瘳也。

帝曰：荣卫之气亦令人痹乎？

岐伯曰：荣者，水谷之精气也，和调于五藏，洒陈于六府，乃能入于脉也，故循脉上下，贯五藏，络六府也。卫者，水谷之悍气也，其气慓疾滑利，不能入于脉也，故循皮肤之中，分肉之间，熏于肓膜，散于胸腹，逆其气则病，从其气则愈，不与风寒湿气合，故不为痹。

帝曰：善。痹或痛，或不痛，或不仁，或寒，或热，或燥，或湿，其故何也？

岐伯曰：痛者，寒气多也，有寒故痛也。其不痛不仁者，病久入深，荣卫之行涩，经络时疏，故不通，皮肤不营，故为不仁。其寒者，阳气少，阴气多，与病相益，故寒也。其热者，阳气多，阴气少，病气胜，阳遭阴，故为痹热。其多汗而濡者，此其逢湿甚也，阳气少，阴气盛，两气相感，故汗出而濡也。

帝曰：夫痹之为病，不痛何也？

岐伯曰：痹在于骨则重，在于脉则血凝而不流，在于筋则屈不伸，在于肉则不仁，在于皮则寒，故具此五者，则不痛也。凡痹之类，逢寒则虫，逢热则纵。

帝曰：善。

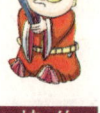
岐伯

第三编 病证学说

【本部分主要阐述】

1.风、寒、湿三种邪气所引起的行痹、痛痹、着痹、骨痹、筋痹、脉痹、肌痹、皮痹。

2.五藏分别与皮、肉、筋、骨、脉相络属，如果久病而不愈，病邪就会传变到相络属的脏器。

如果骨痹长期不愈，就会转变到肾；

筋痹长期不愈，就会传变到肝；脉痹长期不愈，就会传变到心；肌痹长期不愈，就会传变到脾；皮痹长期不愈，就会传变到肺。

3.痹证会传变到五脏六腑而形成肺痹、心痹、肝痹、肾痹、脾痹、肠痹、膀胱痹。

4.如果痹病侵入内脏，就有可能造成死亡；如果痹病停留在筋骨，疼痛也就长久；如果痹病停留于皮肤，就容易治愈。

5.营气是水谷中的精微之气，卫气是水谷中的慓悍之气：如果营气、卫气运行失常，就容易产生痹证；如果营气、卫气运行正常，风寒湿邪气无法侵入体内，就不能形成痹证。

6.麻木不仁：久病使得经络气血空虚，营气、卫气运行滞涩，所以不痛；

如果肌肤失去滋养，就会麻木不仁。

寒冷：阳虚阴盛，风寒湿邪与阴气相结，使得阴更盛，所以表现为寒冷。

发热：阳有余阴不足，风寒湿邪与阳气相合，使得阳更盛，所以成为痹热。

汗多而皮肤湿润：湿邪过盛，加上阳气少而阴气偏盛，阴气与湿邪相感应，所以表现为汗多而皮肤湿润。

素问·痹论篇第四十三

【重点说明】

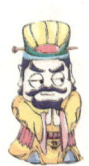

痹证是如何产生的呢？

风、寒、湿三种邪气同时侵袭人体就会形成痹证。如果风邪偏盛就称为行痹，寒邪偏盛就称为痛痹，湿邪偏盛就称为着痹。

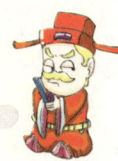

第三编 病证学说

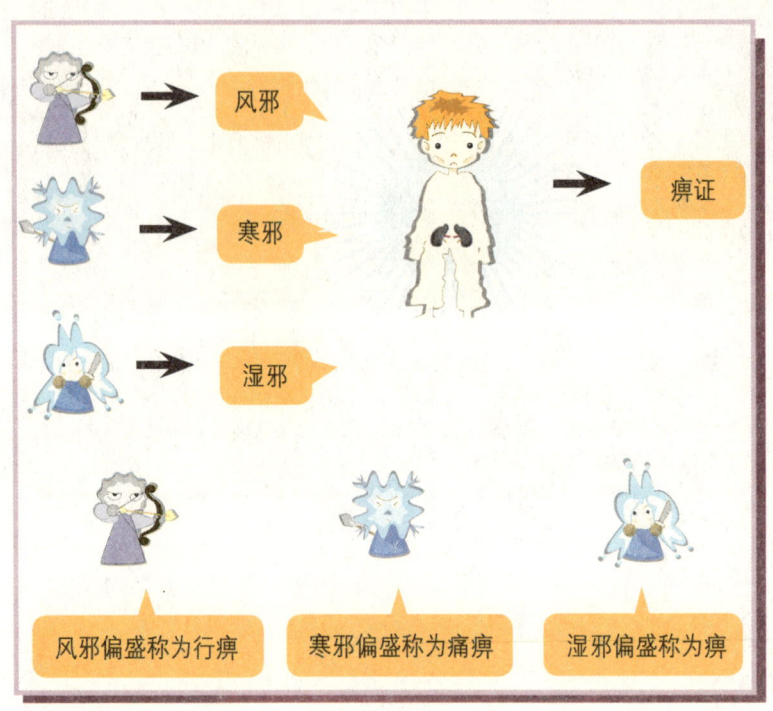

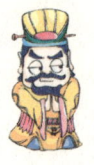 痹证为什么分为5种呢？

在冬季感受风、寒、湿邪所引起的痹证为骨痹，在春季感受风、寒、湿邪所引起的痹证为筋痹，在夏季感受风、寒、湿邪所引起的痹证为脉痹，在长夏季感受风、寒、湿邪所引起的痹证为肌痹，在秋季感受风、寒、湿邪所引起的痹证为皮痹。

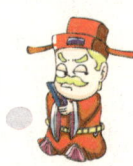

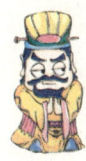

为什么痹证会传变到五脏六腑呢？

五脏分别与皮、肉、筋、骨、脉相络属，如果久病而不愈，病邪就会传变到相络属的脏器。

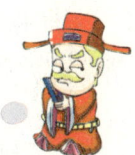

素问·痹论篇第四十三

久病不愈 → 病邪传变到相络属的脏器

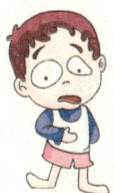

如果骨痹长期不愈，就会传变到肾；筋痹长期不愈，就会传变到肝；脉痹长期不愈，就会传变到心；肌痹长期不愈，就会传变到脾；皮痹长期不愈，就会传变到肺。

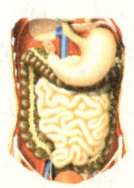

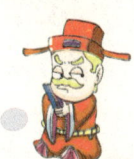

皮痹长期不愈，传变到肺。

骨痹长期不愈，传变到肾。

脉痹长期不愈，传变到心。

筋痹长期不愈，传变到肝。

肌痹长期不愈，传变到脾。

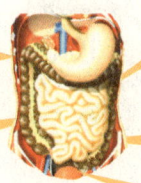

第三编 病证学说

肺痹的症状为烦闷,呼吸喘促而呕吐。心痹的症状为血脉不通,心烦则心悸,气逆喘息,咽干,嗳气,气逆上冲时出现惊恐。肝痹的症状为睡觉时易惊,饮水多而经常小便,小腹胀满如怀孕一样。肾痹的症状为腹胀,脚挛急不能走,以尾骶骨代脚而行,头不能仰,使得脊高过头。脾痹的症状为四肢倦怠无力,咳嗽,呕吐水沫,腹部闭塞。肠痹的症状为多喝水而小便不畅,腹中有气攻冲,肠鸣,经常出现夹有未消化的食物泻下。膀胱痹的症状为以手按压少腹,膀胱外有疼痛感,小腹发热就像用热水浇灌一样,小便艰涩不畅,流清稀鼻涕。

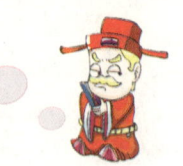

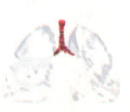

肺痹:烦闷,呼吸喘促、呕吐。

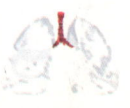

心痹:血脉不通,心烦心悸,气逆喘息,咽干,嗳气,气逆上冲、惊恐。

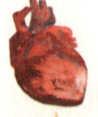

肝痹:睡时易惊,饮水多而经常小便,小腹胀满。

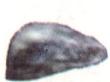

肾痹:腹胀,脚挛急不能走,以尾骶骨代脚而行,头不能仰,脊高过头。

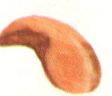

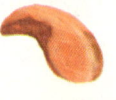

脾痹:四肢倦怠无力,咳嗽,呕吐水沫,腹部闭塞。

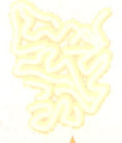

肠痹:多喝水而小便不畅,腹中有气攻冲,肠鸣,经常泻下未消化的食物。

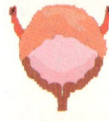

膀胱痹:膀胱外有痛感,小腹发热,小便艰涩不畅,流清稀鼻涕。

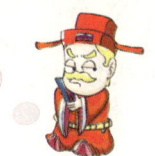

如果五脏精气平静，神就容易潜藏，如果五脏精气躁动，神就容易耗散。如果经常吃得过饱，就容易损伤肠胃。

如果逆乱之气引起喘息急促，痹邪便聚集在肺；如果逆乱之气引起忧思过度，痹邪便聚集在心；如果逆乱之气引起遗尿，痹邪便聚集在肾；如果逆乱之气引起疲乏口渴，痹邪便聚集在肝；如果逆乱之气引起过度饥饿，痹邪便聚集在脾。各种痹证长期不愈，便会逐渐向里传变。如果是风气偏盛的痹证就容易治好。

素问·痹论篇第四十三

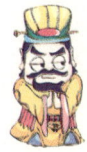

有人同样患痹证，有的会死亡，有的会长期疼痛，有的却容易治好，这是什么原因呢？

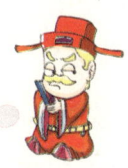

如果痹病侵入内脏，就有可能造成死亡；如果痹病停留在筋骨，疼痛也就长久；如果痹病停留于皮肤，就容易治愈。

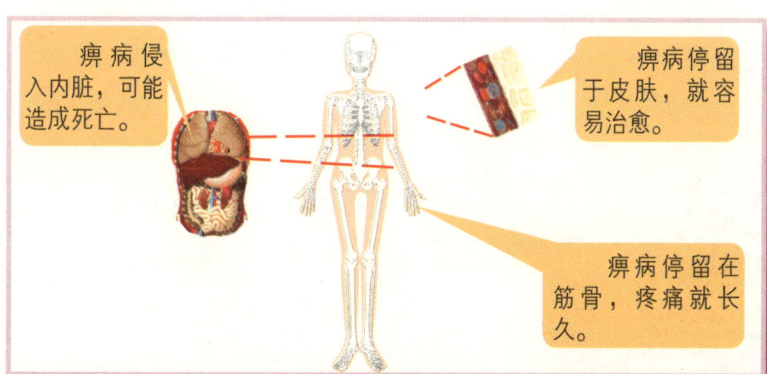

痹病侵入内脏，可能造成死亡。

痹病停留于皮肤，就容易治愈。

痹病停留在筋骨，疼痛就长久。

第三编 病证学说

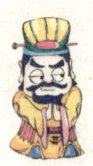

为什么痹证会侵袭到六腑呢？

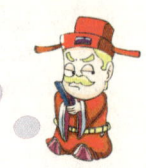

通常是因为饮食失节，起居失宜而伤及六腑，风、寒、湿邪侵袭六腑的腧穴，使得邪气顺着腧穴进入体内，并且停滞在六腑。

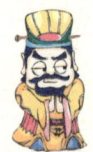

当痹证侵袭到六腑时，应该如何用针刺治疗？

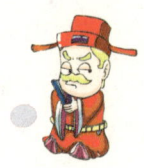

五脏各有腧穴，六腑各有腧穴，依据脏腑经脉的分布，找出发病的部位，分别针刺有关的腧穴，疾病就可治愈。

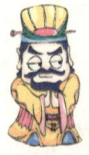

营气、卫气也能使人患痹证吗？

营气是水谷中的精微之气，能够进入经脉中，沿着经脉运行到全身上下，灌注五脏，络属六腑。

卫气是水谷中的慓悍之气，流动迅猛滑疾，却不能进入到经脉之中，所以只能运行于皮肤肌肉之中，上熏蒸于肓膜，下布散于胸腹部。如果营气、卫气运行失常，就容易产生痹证；如果营气、卫气运行正常，风、寒、湿邪气无法侵入体内，就不能形成痹证。

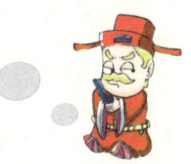

素问·痹论篇第四十三

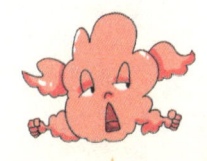

营气沿着经脉运行到全身

营气是水谷中的精微之气

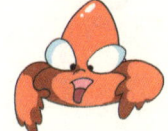

卫气只能运行于皮肤肌肉之中

卫气是水谷中的慓悍之气

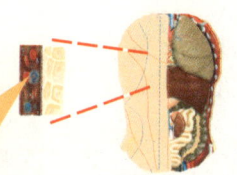

营气与卫气的特性

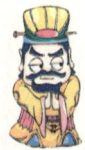

同样患痹证，有的疼痛，有的不痛，有的麻木不仁，有的体质寒冷，有的体质发热，有的体质干燥，有的体质湿润，这是什么原因呢？

第三编 病证学说

如果寒邪偏盛，就会出现疼痛。麻木不仁是因为久病使得经络气血空虚，营气、卫气运行滞涩。如果肌肤失去滋养，就会麻木不仁。

寒冷是因为阳虚阴盛，风、寒、湿邪与阴气相结，使得阴更盛，所以表现为寒冷。

发热是因为阳有余阴不足，风、寒、湿邪与阳气相合，使得阳更盛，所以成为痹热。

汗多而皮肤湿润是因为湿邪过盛，加上阳气少而阴气偏盛，阴气与湿邪相感应，所以表现为汗多而皮肤湿润。

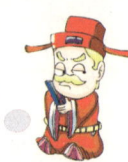

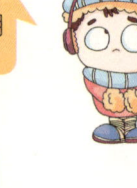

寒冷：因为阳虚，风、寒、湿、邪与阴气相结，使阴更盛，所以寒冷。

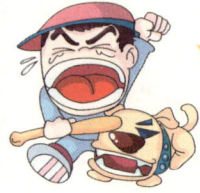

麻木不仁：因为经络气血空虚，营气、卫气运行滞涩，所以不痛。如果肌肤失去滋养就会麻木不仁。

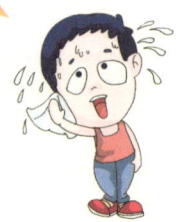

汗多而皮肤湿润：因为湿邪过盛，阴气与湿邪相感应，所以表现为汗多而皮肤湿润。

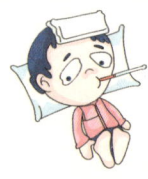

发热：因为阳有余，风、寒、湿邪与阳气相合，使得阳更盛，所以痹热。

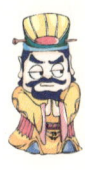

有的痹证并不疼痛，这是什么原因呢？

痹证在骨的，以身重为主；痹证在脉的，以血脉凝塞不流畅为主；痹证在筋的，以关节屈伸不利为主；痹证在肉的，以肌肉不仁为主；痹证在皮的，以寒冷为主。这5种征候都不会产生疼痛。通常风寒湿邪引起的痹证，遇寒就会加重，遇热就会减轻。

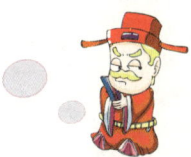

素问·痹论篇第四十三

1 痹证在骨，以身重为主。

2 痹证在脉，以血脉凝塞不流畅为主。

3 痹证在筋，以关节屈伸不利为主。

4 痹证在肉，以肌肉不仁为主。

5 痹证在皮，以寒冷为主。

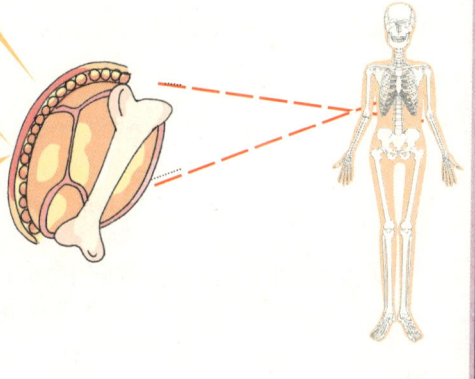

痹证不会产生疼痛的5种征候

素问·痿论篇第四十四

原文：

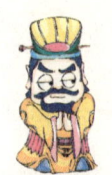
黄帝

黄帝问曰：五藏使人痿何也？

岐伯对曰：肺主身之皮毛，心主身之血脉，肝主身之筋膜，脾主身之肌肉，肾主身之骨髓，故肺热叶焦，则皮毛虚弱急薄，著则生痿躄也。心气热，则下脉厥而上，上则下脉虚，虚则生脉痿，枢折挈，胫纵而不任地也。肝气热，则胆泄口苦筋膜干，筋膜干则筋急而挛，发为筋痿。脾气热，则胃干而渴，肌肉不仁，发为肉痿。肾气热，则腰脊不举，骨枯而髓减，发为骨痿。帝曰：何以得之？

岐伯曰：肺者，藏之长也，为心之盖也，有所失亡，所求不得，则发肺鸣，鸣则肺热叶焦。故曰：五藏因肺热叶焦，发为痿躄，此之谓也。悲哀太甚，则胞络绝，胞络绝则阳气内动，发则心下崩，数溲血也。故《本病》曰：大经空虚，发为肌痹，传为脉痿。思想无穷，所愿不得，意淫于外，入房太甚，宗筋弛纵，发为筋痿，及为白淫。故《下经》曰：筋痿者，生于肝使内也。有渐于湿，以水为事，若有所留，居处相湿，肌肉濡渍，痹而不仁，发为肉痿。故《下经》曰：肉痿者，得之湿地也。有所远行劳倦，逢大热而渴，渴则阳气内伐，内伐则热合于肾，肾者水藏也，今水不胜火，则骨枯而髓虚，故足不任身，发为骨痿。故《下经》曰：骨痿者，生于大热也。帝曰：何以别之？

岐伯曰：肺热者，色白而毛败；心热者，色赤而络脉溢；肝热者，色苍而爪枯；脾热者，色黄而肉蠕动；肾热者，色黑而齿槁。

帝曰：如夫子言可矣，论言治痿者独取阳明，何也？

岐伯曰：阳明者，五藏六府之海，主润宗筋，宗筋主束骨而利机关也。冲脉者，经脉之海也，主渗灌溪谷，与阳明合于宗筋，阴阳总宗筋之会，会于气街，而阳明为之长，皆属于带脉，而络于督脉。故阳明虚则宗筋纵，带脉不引，故足痿不用也。

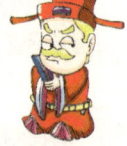
岐伯

帝曰：治之奈何？

岐伯曰：各补其荥而通其俞，调其虚实，和其逆顺，筋脉骨肉。各以其时受月，则病已矣。

帝曰：善。

【本部分主要阐述】

1.痿躄：肺主皮毛，如果肺脏有热，肺叶焦枯，严重的就形成痿躄。

脉痿：心主血脉，如果心脏有热，导致血气上逆，使得下部血脉空虚，便形成脉痿。

筋痿：肝主筋膜，如果肝脏有热，导致胆气外泄而口苦，筋膜干燥则筋脉拘急而收缩，于是形成筋痿。

肉痿：脾主肌肉，如果脾脏有热，导致胃中津液干枯，口渴，肌肉麻木不仁，于是形成肉痿。

骨痿：肾主骨髓，如果肾脏有热，导致骨髓减少，骨骼枯燥，腰脊不能举动，于是形成骨痿。

2.医论上说"治痿独取阳明"，这是什么原因呢？

因为冲脉与阳明经会合于宗筋；阴阳经与冲脉会于宗筋上的气街（气冲穴）；因此阳明经是所有经脉的统帅，如果阳明经气血虚衰，则宗筋就失养而废弛，导致带脉也不能收束诸经，因此双足就痿弱不用。

素问·痿论篇第四十四

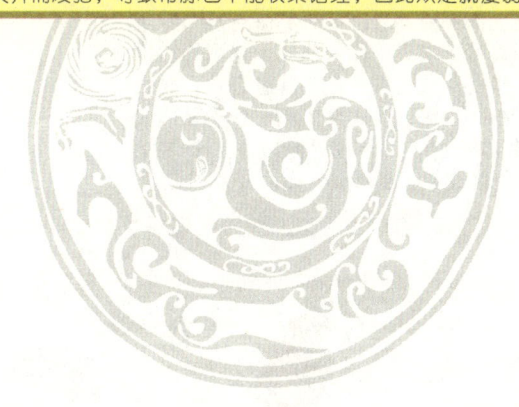

【重点说明】

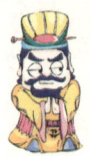

五脏的病变能使人产生痿证，这是什么原因呢？

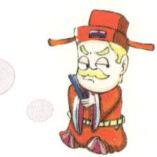

肺主管一身的皮毛，心主管一身的血脉，肝主管一身的筋膜，脾主管一身的肌肉，肾主管一身的骨髓。如果肺脏有热，肺叶焦枯，导致皮毛虚弱干枯而不润泽，严重的就形成痿躄。如果心脏有热，导致血气上逆，使得下部血脉空虚，便形成脉痿，表现为关节松软像折断一样不能提举，足胫弛缓而不能站立。如果肝脏有热，导致胆气外泄而口苦，筋膜干燥，筋膜干燥则筋脉拘急而收缩，于是形成筋痿。如果脾脏有热，导致胃中津液干枯，口渴，肌肉麻木不仁，于是形成肉痿。如果肾脏有热，导致骨髓减少，骨骼枯燥，腰脊不能举动，于是形成骨痿。

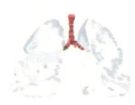

肺主皮毛
痿躄：
　　如果肺脏有热，肺叶焦枯，严重的就形成痿躄。

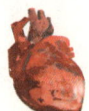

心主血脉
脉痿：
　　如果心脏有热，导致血气上逆，使得下部血脉空虚，便形成脉痿。

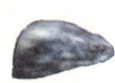

肝主筋膜
筋痿：
　　如果肝脏有热，导致胆气外泄而口苦，筋膜干燥则筋脉拘急而收缩，于是形成筋痿。

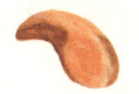

主肌肉
肉痿：
　　如果脏有热，导致胃中津液干枯，口渴，肌肉麻木不仁，于是形成肉痿。

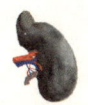

肾主骨髓
骨痿：
　　如果肾脏有热，导致骨髓减少，骨骼枯燥，腰脊不能举，于是形成骨痿。

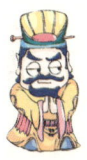

痿证是如何形成的呢？

　　肺在五脏中是心的上盖。如果郁郁寡欢，或是欲望得不到满足，就会导致肺气不畅而引起呼吸喘息，并且进一步产生肺热使得肺叶焦枯，然后发展为痿躄；如果悲哀过度，心包脉络阻塞不通，导致阳气不通而内迫血脉，使得血逆妄行而下崩，经常尿血。所以《本病》说，大的经脉空虚发生肌痹，然后发展为脉痿。
　　如果欲望过多，又得不到满足，淫欲思想经常流露在外，或是房劳太过，就会造成众筋弛纵，然后发展为筋痿，以及流精或白带之类的病症。所以《下经》说，筋痿是肝的病变，由房劳过度所引起的。

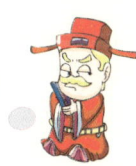

素问·痿论篇第四十四

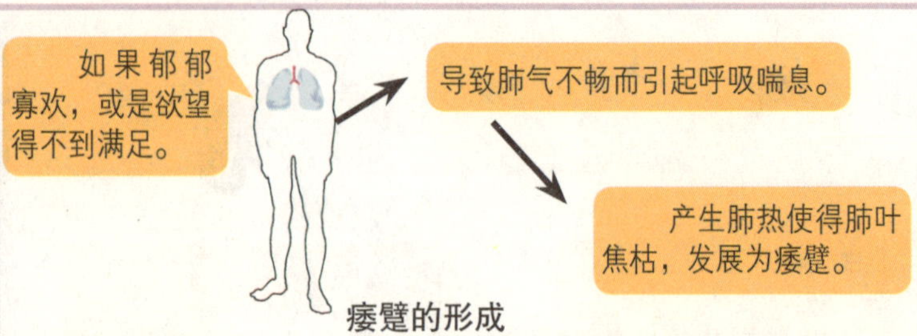

第三编 病证学说

痿躄的形成

如果郁郁寡欢，或是欲望得不到满足。 → 导致肺气不畅而引起呼吸喘息。

→ 产生肺热使得肺叶焦枯，发展为痿躄。

脉痿的形成

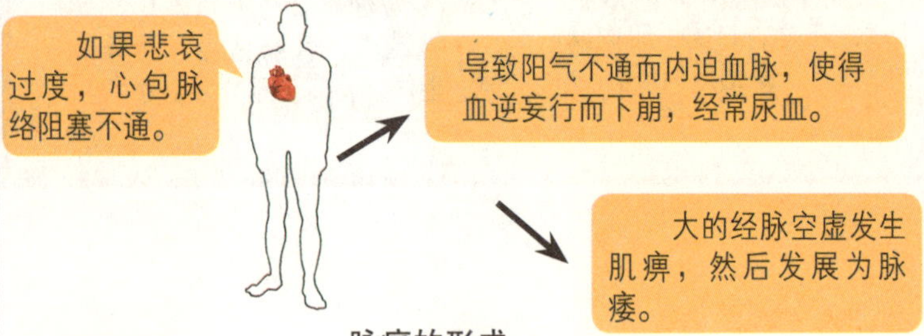

如果悲哀过度，心包脉络阻塞不通。 → 导致阳气不通而内迫血脉，使得血逆妄行而下崩，经常尿血。

→ 大的经脉空虚发生肌痹，然后发展为脉痿。

筋痿的形成

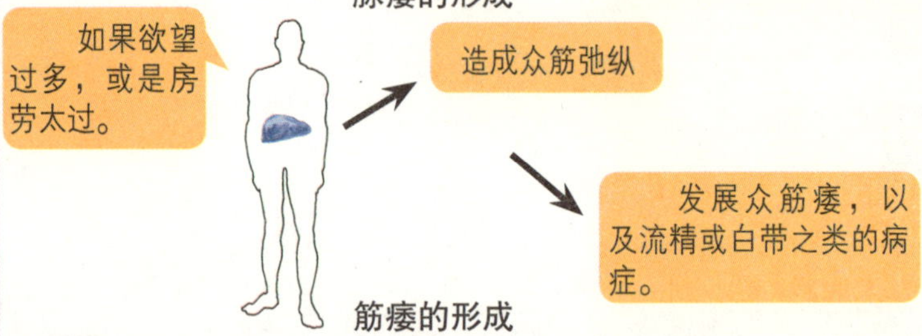

如果欲望过多，或是房劳太过。 → 造成众筋弛纵

→ 发展众筋痿，以及流精或白带之类的病症。

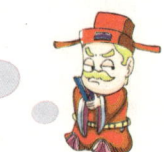

长期在水上作业或居处潮湿，经常被水湿浸渍，水湿停留体内，导致痹阻于内，引起肌肉麻木不仁，于是形成肉痿。所以《下经》说，肉痿是长期生活在潮湿之地所造成的。

长途远行劳累，又逢气候炎热而口渴，口渴则津伤阳气盛，阳盛则热，热停留于肾，肾本为主水之脏，但现在是水不能胜火，于是骨骼枯槁，骨髓空虚，所以双脚不能支持身体，于是形成骨痿。所以《下经》说，骨痿的形成是由热邪亢盛所致。

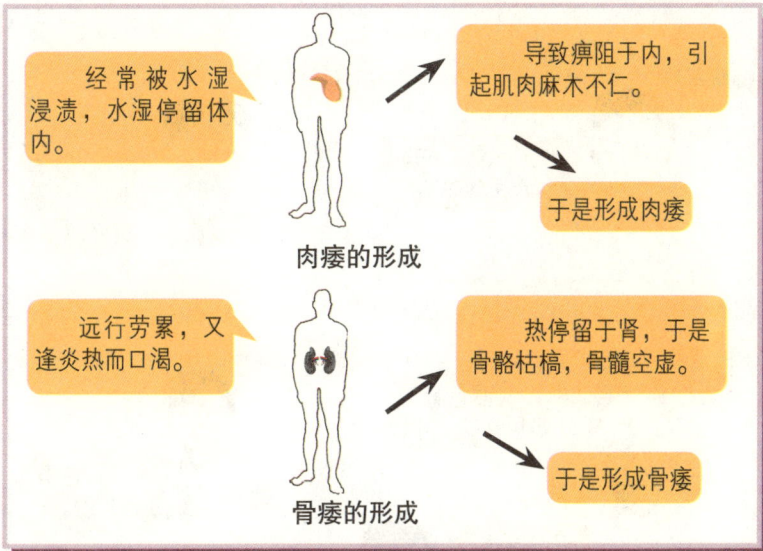

经常被水湿浸渍，水湿停留体内。

导致痹阻于内，引起肌肉麻木不仁。

于是形成肉痿

肉痿的形成

远行劳累，又逢炎热而口渴。

热停留于肾，于是骨骼枯槁，骨髓空虚。

于是形成骨痿

骨痿的形成

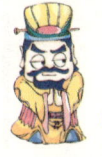

如何区别这几种痿病呢？

肺脏有热，面色白，皮毛焦枯；心脏有热，面色红，络脉充满；肝脏有热，面色青，爪甲枯槁；脾脏有热，面色黄，肌肉软弱；肾脏有热，面色黑，牙齿枯槁。

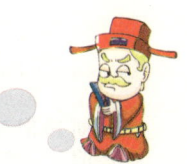

素问·痿论篇第四十四

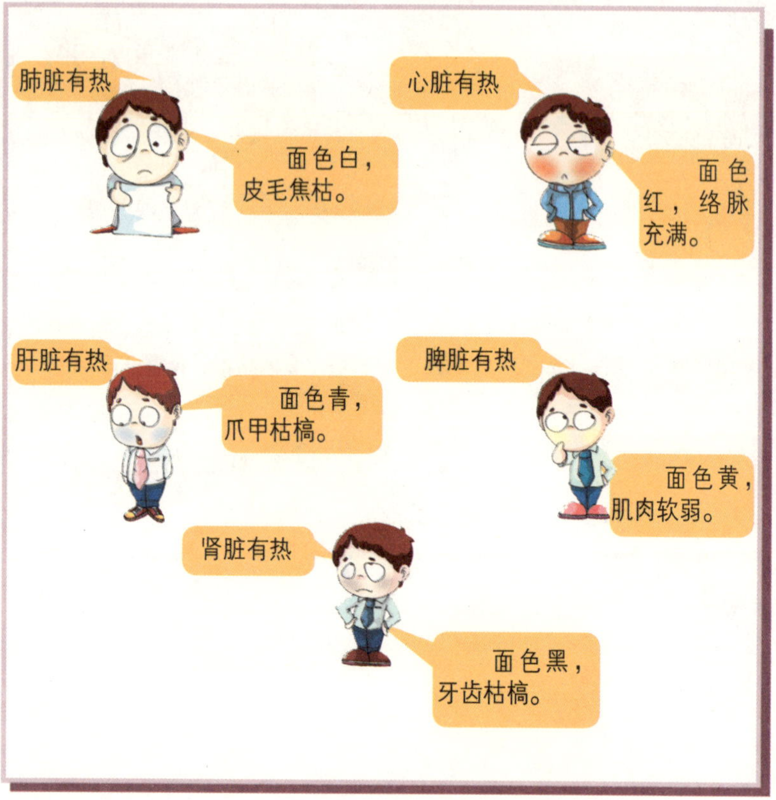

第三编 病证学说

肺脏有热 —— 面色白，皮毛焦枯。

心脏有热 —— 面色红，络脉充满。

肝脏有热 —— 面色青，爪甲枯槁。

脾脏有热 —— 面色黄，肌肉软弱。

肾脏有热 —— 面色黑，牙齿枯槁。

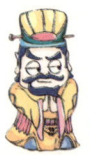

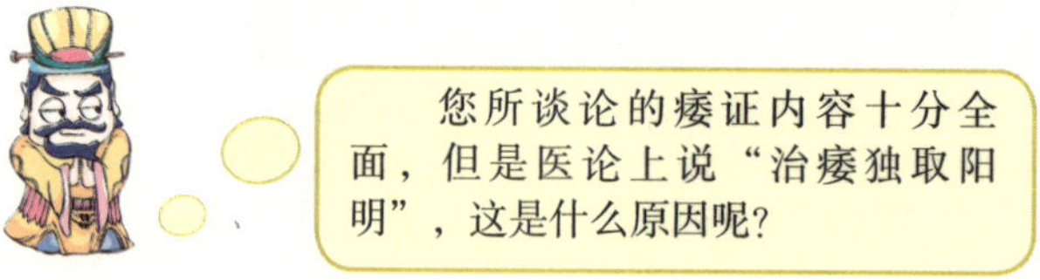

您所谈论的痿证内容十分全面，但是医论上说"治痿独取阳明"，这是什么原因呢？

阳明属胃，是五脏六腑营养的源泉，能润养宗筋，宗筋主管约束骨骼而润滑关节；冲脉为十二经脉之海，能输布营养物质灌注到肌肉腠理之间，冲脉与阳明经会合于宗筋；因此阴阳经与冲脉会于宗筋上的气街（气冲穴）而统领宗筋，同时气街又是阳明经脉气的发源处，因此阳明经是所有经脉的统帅，阴阳经、冲脉、宗筋都与带脉相连属，并且通过带脉与督脉相络属。

如果阳明经气血虚衰，则宗筋就失养而废弛，导致带脉也不能收束诸经，因此双足就痿弱不用。

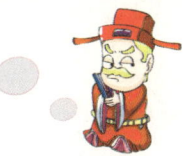

素问·痿论篇第四十四

阳明经

阳明经属胃，是五脏六腑营养的源泉。

宗筋

宗筋主管约束骨骼而润滑关节。

冲脉

冲脉为十二经脉之海，能输布营养物质灌注到肌肉腠理之间。

带脉

阴阳经、冲脉、宗筋都与带脉相连属，并且通过带脉与督脉相络属。

如果阳明经气血虚衰，则宗筋废弛，带脉也不能收束诸经。

因此双足就痿弱不用。

167

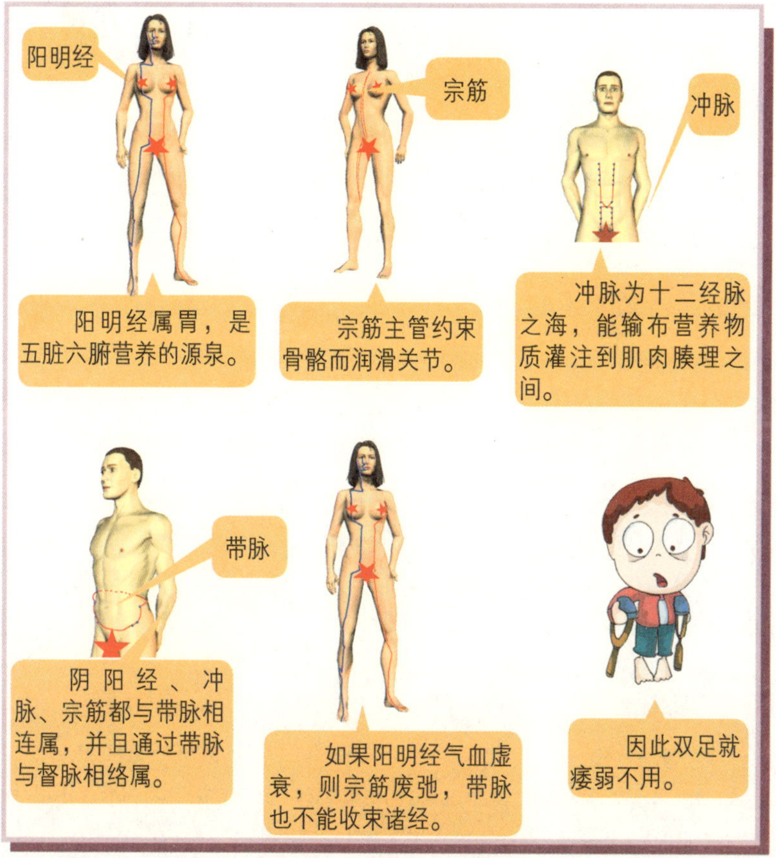

第三编 病证学说

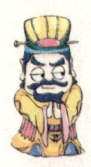

如何治疗呢?

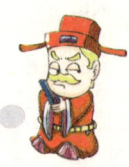

针刺病变的经脉,补荥穴以致气,通腧穴而行气,调整虚实以及气血的逆顺,分别在骨、肉、筋、脉、皮当旺的月份进行针刺,疾病便容易治愈。

素问·厥论篇第四十五

原文：

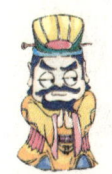
黄帝

黄帝问曰：厥之寒热者何也？

岐伯对曰：阳气衰下于，则为寒厥；阴气衰于下，则为热厥。

帝曰：热厥之为热也，必起于足下者何也？

岐伯曰：阳气起于足五指之表，阴脉者集于足下而聚于足心，故阳气胜则足下热也。

帝曰：寒厥之为寒也，必从五指而上于膝者何也？

岐伯曰：阴气起于五指之里，集于膝下而聚于膝上，故阴气胜则从五指至膝上寒，其寒也，不从外，皆从内也。

帝曰：寒厥何失而然也？

岐伯曰：前阴者，宗筋之所聚，太阴阳明之所合也。春夏则阳气多而阴气少，秋冬则阴气盛而阳气衰。此人者质壮，以秋冬夺于所用，下气上争，不能复，精气溢下，邪气因从之而上也，气因于中，阳气衰，不能渗营其经络，阳气日损，阴气独在，故手足为之寒也。

帝曰：热厥何如而然也？岐伯曰：酒入于胃，则络脉满而经脉虚，脾主为胃行其津液者也，阴气虚则阳气入，阳气入则胃不和，胃不和则精气竭，精气竭则不营其四支也。此人必数醉若饱以入房，气聚于脾中不得散，酒气与谷气相薄，热盛于中，故热遍于身内热而溺赤也。夫酒气盛而慓悍，肾气有衰，阳气独胜，故手足为之热也。

帝曰：厥或令人腹满，或令人暴不知人，或至半日，远至一日乃知人者，何也？

岐伯曰：阴气盛于上则下虚，下虚则腹胀满，阳气盛于上则下气重上而邪气逆，逆则阳气乱，阳气乱则不知人也。

帝曰：善。愿闻六经脉之厥状病能也。

岐伯曰：巨阳之厥，则肿首头重，足不能行，发为眴仆。阳明之厥，则癫疾欲走呼，腹满不得卧，面赤而热，妄见而妄言。少阳之厥，则暴聋颊肿而热，胁痛骱不可以运。太阴之厥，则腹满䐜胀，后不利，不欲食，食则呕，不得卧。少阴之厥，则口干溺赤，腹满心痛。厥阴之厥，则少腹肿痛，腹胀泾溲不利，好卧屈膝，阴缩肿骱内热。盛则泻之，虚则补之，不盛不虚，以经取之。太阴厥逆骱急挛，心痛引腹，治主病者。

第三编 病证学说

少阴厥逆，虚满呕变，下泄清，治主病者。厥阴厥逆，挛腰痛，虚满前闭，谵言，治主病者。三阴俱逆，不得前后，使人手足寒，三日死。太阳厥逆，僵仆，呕血善衄，治主病者。少阳厥逆，机关不利，机关不利者，腰不可以行，项不可以顾，发肠痈不可治，惊者死。阳明厥逆，喘咳身热，善惊衄呕血。手太阴厥逆，虚满而咳，善呕沫，治主病者。手心主病少阴厥逆，心痛引喉，身热。死不可治。手太阳厥逆，耳聋泣出，项不可以顾，腰不可以俯仰，治主病者。手阳明，少阳厥逆，发喉痹，嗌肿，治主病者。

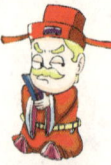
岐 伯

【本部分要阐述】

1. 三阳经的脉气从下部衰减时，就形成寒厥证；三阴经的脉气从下部衰减时，就形成热厥证。

2. 寒厥证：有人自恃体质壮实，在秋冬季节仍然纵欲无度，使得肾精损伤，精气下泄，阳气衰虚，并且损伤脾胃，因此阳气逐日衰减，而阴液逐日偏盛，于是产生寒厥证。

3. 如果经常醉酒，或是饱食后行房，酒气积聚在脾不能宣散而化热，造成中焦热邪过盛，就会出现小便黄赤，若是热邪损伤肾阴，导致阳气更盛而阴液更虚，就会产生热厥证。

4. 说明六经厥证所出现的症状。

【重点说明】

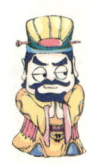

为什么厥证又分为寒厥证与热厥证呢?

三阳经的脉气从下部衰减时,就形成寒厥证;三阴经的脉气从下部衰减时,就形成热厥证。

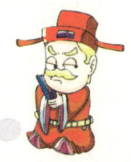

寒厥证:三阳经的脉气从下部衰减。

热厥证:三阴经的脉气从下部衰减。

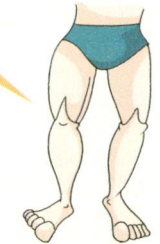

寒厥证与热厥证的区别

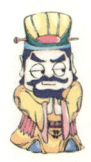

患热厥证时,为什么会从脚下最先发热呢?

因为阳气首先从脚五趾的外侧生发,集中在脚下而会聚在脚心;当人患热厥证时,阳气偏盛而阴液不足,因此会觉得从脚下开始发热。

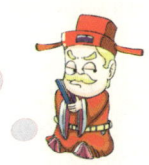

阴气从脚五趾的外侧生发。

患热厥证时,阳气偏盛,因此会觉得从脚下发热。

集中在脚下会聚在脚心。

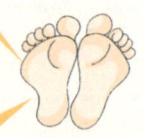
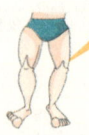

热厥证的形成

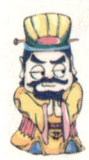

人患寒厥证时,为什么会从脚五趾逐渐冷到膝关节?

因为阴气首先从脚五趾的内侧生发,集中在膝下而会聚在膝上;当人患寒厥证时,阴气偏盛,因此从五趾至膝上会出现寒冷。这种寒冷不是外邪所引起的,而是体内阳气虚所产生的。

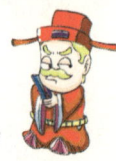

阴气首先从脚五趾的内侧生发。

集中在膝下而会聚在膝上。

患寒厥证时,阴气偏盛,因此从五趾至膝上会出现寒冷。

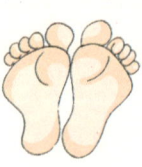
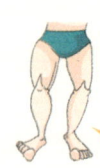

寒厥证的形成

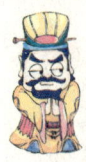

寒厥证是如何形成的呢?

前阴是众筋聚合的部位,也是足太阴脾经与足阳明胃经会合的地方。

人体阴阳的变化,一般来说,在春、夏季人体的阳气多而阴液少,在秋、冬季人体的阴液偏盛而阳气偏虚;有人自恃体质壮实,在秋、冬季节仍然纵欲无度,使得肾精伤损,精气下泄,阳气衰虚,阴无阳可以依附则上逆,并且损伤脾胃,脾胃受损后营养精微物质则更难吸收,因此阳气逐日衰减,而阴液逐日偏盛,于是产生寒厥证。

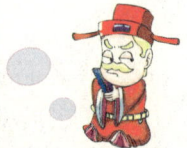

纵欲无度使得肾精伤损,精气下泄。

阴无阳可以依附则上逆。

损伤脾胃造成营养物质更难吸收,因此阳气衰减,而阴液偏盛,于是产生寒厥证。

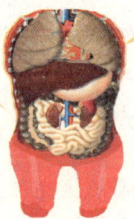

寒厥证的病因

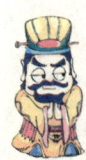

热厥证是如何形成的呢?

173

第三编 病证学说

饮酒入胃后，酒气慓悍而热，酒气与水谷之气相互搏结，造成络脉盛满而经脉空虚，使得脾不能正常输送津液，同时胃失和调，于是水谷精气逐渐衰竭，四肢便失去濡养。

如果经常醉酒，或是饱食后行房，酒气积聚在脾不能宣散而化热，造成中焦热邪过盛，就会出现小便黄赤，若是热邪损伤肾阴，导致阳气更盛而阴液更虚，就会产生热厥证。

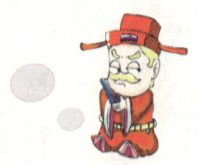

酒气积聚在脾不能宣散而化热。

若是热邪损伤肾阴，导致阳气更盛，就会产生热厥证。

造成中焦热邪过盛，就会出现小便黄赤。

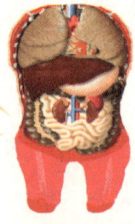

热厥证的病因

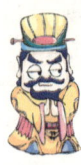

为什么人患厥证，有的腹部胀满，有的突然不省人事，必须半天或是一天才能苏醒呢？

如果阴气偏盛于上部，下部的阳气就会偏虚而引起腹胀；如果阳气偏盛于上部，下部的气机又逆行而上，造成邪气逆乱，阳气也随之逆乱而侵扰神明，所以会突然不省人事。

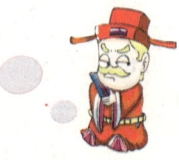

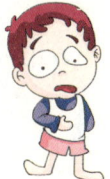
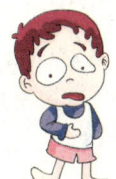

- 阴气偏盛于上部
- 阳气偏盛于上部
- 下部阳气偏虚而腹胀
- 阳气逆乱而侵扰神明，突然不省人事。

厥证的征候

素问·厥论篇第四十五

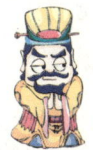

六经厥证有哪些症状？

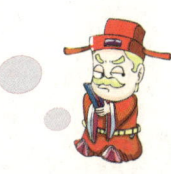

　　太阳经的厥证，出现头面浮肿而沉重，双足不能行走，甚至眩晕仆倒。
　　阳明经的厥证，出现癫狂病，奔跑呼叫，腹胀，不能安睡，面部赤热，常见怪异，胡言乱语。
　　少阳经的厥证，出现突然耳聋，面颊肿而发热，胁肋疼痛，小腿不能活动。
　　太阴经的厥证，出现腹胀，大便不畅，不想吃东西，一吃东西就呕吐，不能安睡。
　　少阴经的厥证，出现口干，小便黄赤，腹胀，心痛。
　　厥阴经的厥证，出现少腹肿痛，腹胀，大小便不利，喜欢屈膝而睡，前阴收缩而肿，小腿内侧发热。

175

第三编 病证学说

　　治疗时，实证就用泻法，虚证用补法；如果虚实不明显，就在病变的经脉上取穴治疗。

　　足太阴经的经气厥逆，小腿拘急，心痛牵引腹部，治疗时在主病的经脉上取穴。

　　足少阴经的经气厥逆，腹部虚胀，呕吐，下泻清水，治疗时在主病的经脉上取穴。

　　足厥阴经的经气厥逆，筋脉拘急而痛，腹部虚胀，胡言乱语，治疗时在主病的经脉上取穴。

　　足三阴经的经气厥逆，大小便不通，手脚寒冷，三日内就会死亡。

　　足太阳经的经气厥逆，身体僵硬仆倒，呕血，鼻孔经常出血，治疗时在主病的经脉上取穴。

　　足少阳经的经气厥逆，关节活动不利，腰部不能活动，颈项不能后顾，如果同时患了肠痈就不能治疗，如果出现了惊惧就会死亡。

　　足阳明经的经气厥逆，喘气咳嗽、发热，容易受惊，流鼻血，呕血。

　　手太阴经的经气厥逆，胸部虚满而咳嗽，喜呕吐汁沫，治疗时在主病的经脉上取穴。

　　手厥阴、手少阴经的经气厥逆，心痛牵引咽喉，如果发热，就一定会死亡。

　　手太阳经的经气厥逆，耳聋，流眼泪，治疗时在主病的经脉上取穴。

　　手阳明经、手少阳经厥逆，喉痹，咽肿，颈项强急，治疗时在主病的经脉上取穴。

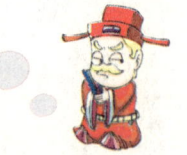

素问·病能论篇第四十六

原文：

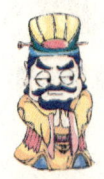
黄帝

黄帝问曰：人病胃脘痈者，诊当何如？

岐伯对曰：诊此者，当候胃脉，其脉当沉细，沉细者气逆，逆者人迎甚盛，甚盛则热，人迎者胃脉也，逆而盛，则热聚于胃口而不行，故胃脘为痈也。

帝曰：善。人有卧而有所不安者何也？

岐伯曰：藏有所伤，及精有所之寄则安，故人不能悬其病也。

帝曰：人之不得偃卧者何也？

岐伯曰：肺者，藏之盖也，肺气盛则脉大，脉大则不得偃卧也，论在《奇恒阴阳》中。

帝曰：有病厥者，诊右脉沉而紧，左脉浮而迟，不然，病主安在？

岐伯曰：冬诊之，右脉固当沉紧，此应四时，左脉浮而迟，此逆四时，在左当主病在肾，颇关在肺，当腰痛也。

帝曰：何以言之？

岐伯曰：少阴脉贯肾络肺，今得肺脉，肾为之病，故肾为腰痛之病也。帝曰：善。有病颈痈者，或石治之，或针灸治之，而皆已，其真安在？岐伯曰：此同名异等者也。夫痈气之息者，宜以针开除去之，夫气盛血聚者，宜石而泻之，此所谓同病异治也。

帝曰：有病怒狂者，此病安生？

岐伯曰：生于阳也。

帝曰：阳何以使人狂？

岐伯曰：阳气者，因暴折而难决，故善怒也，病名曰阳厥。

帝曰：何以知之？

岐伯曰：阳明者常动，巨阳、少阳不动，不动而动大疾，此其候也。

帝曰：治之奈何？

岐伯曰：夺其食即已，夫食入于阴，长气于阳，故夺其食即已。使之服以生铁洛为饮，夫生铁洛者，下气疾也。

帝曰：善。有病身热解堕，汗出如浴，恶风少气，此为何病？

岐伯曰：病名曰酒风。

帝曰：治之奈何？

第三编 病证学说

岐伯曰：以泽泻、术各十分，麋衔五分，合以三指撮，为后饭。所谓深之细者，其中手如针也，摩之切之，聚者坚也，博者大也。《上经》者，言气之通天也。《下经》者，言病之变化也。《金匮》者，决死生也。《揆度》者，切度之也。《奇恒》者，言奇病也。所谓奇者，使奇病不得以四时死也。恒者，得以四时死也。所谓揆者，方切求之也，言切求其脉理也。度者，得其病处，以四时度之也。

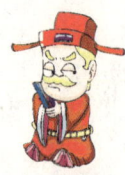
岐伯

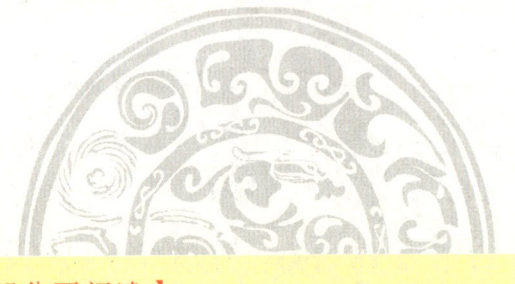

【本部分要阐述】

1. 胃脘痛：切诊趺阳脉，如果胃脉沉细，表示胃气上逆，如果人迎脉也特别旺盛，表示邪热聚集于胃口而不散，所以引起胃脘痛。
2. 睡不安宁：因为五脏受损，使得五脏所藏的精气不足。
3. 不能仰卧：如果肺气壅盛，就会引起络脉胀大，络脉胀大则呼吸急促，因此不能仰卧。
4. 腰痛：足少阴肾经下贯肾脏，如果肾气不足，脉气不能潜藏于肾，反而浮现在外，就会腰痛。
5. 阳厥：阳气经常受到抑制而不能宣泄，就容易发怒，这病名叫阳厥。
6. 酒风：有人患身体发热，表面为四肢怠惰，怕风，少气，汗出如刚洗过澡一样，称为酒风。

【重点说明】

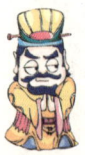

有人患了胃脘痛，应当如何诊断呢？

应切诊跌阳脉，如果胃脉沉细，表示胃气上逆，此时如果人迎脉也特别旺盛，表示邪热聚集于胃口而不散，所以引起胃脘痛。

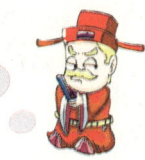

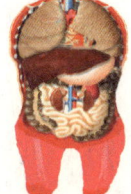

胃气上逆 　　　　　邪热聚集于胃口而不散

胃脘痛的原因

素问·病能论篇第四十六

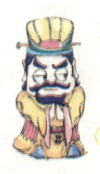

有人睡眠不得安宁，这是什么原因呢？

这是因为五脏受损，使得五脏所藏的精气不足，惟有改善这种情况，才能使神有所寄附，睡眠才能安宁，因此在此之前，人是不能自我控制这种睡不安宁的病。

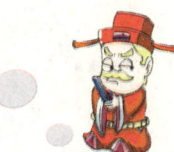

第三编 病证学说

五脏受损 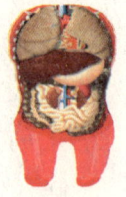 五脏所藏的精气不足

睡眠不安宁的原因

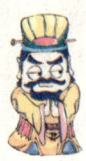 有人不能仰卧，这是什么原因呢？

肺如同脏腑的华盖，如果肺气壅盛，就会引起络脉胀大，络脉胀大则呼吸急促，因此不能仰卧。详见《奇恒阴阳》。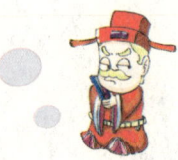

肺气壅盛，引起络脉胀大。 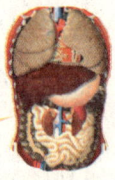 呼吸急促

不能仰卧的原因

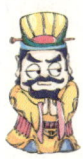

有患气逆的，切诊右手脉象沉而紧，左手脉象浮而迟，究竟是病在何处？

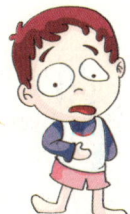

右手脉象沉而紧

究竟是病在何处？

左手脉象浮而迟

冬天诊脉时，如果右手脉象沉而紧，表示与四时阴阳的变化相应；如果左手脉象浮而迟，表示与四时阴阳的变化相背。现在左手出现浮而迟的脉象，浮脉为肺的脉象，表示肺有病变，左为肾所主，说明病变的部位在肾，因此腰部就会疼痛。

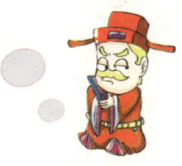

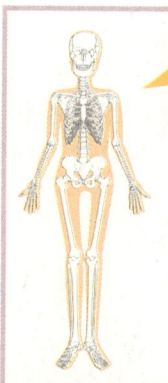

冬天左手脉象浮而迟 → 与四时阴阳的变化相背

左为肾所主，因此腰痛。

第三编 病证学说

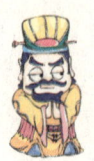

这是什么原因呢?

足少阴肾经下贯肾脏,上络于肺,冬天在尺部诊得肺脉,说明肾气不足,因此脉气不能潜藏于肾,反而浮现在外,腰为肾腑,因而就会腰痛。

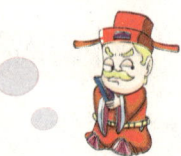

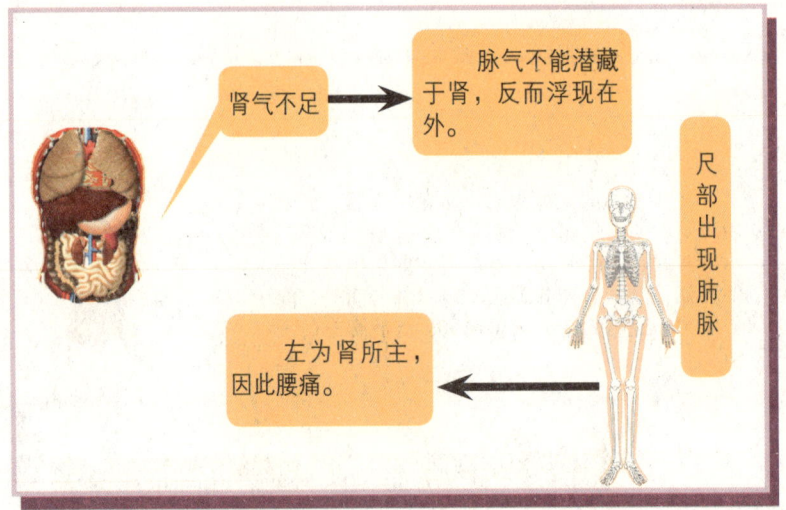

肾气不足 → 脉气不能潜藏于肾,反而浮现在外。

左为肾所主,因此腰痛。

尺部出现肺脉

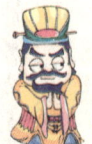

有人患颈痈病,有的用砭石治疗,有的用针灸治疗,却都能治愈,这是什么原因呢?

虽然同样是颈痈病，类型却不一样。如果颈痈以气滞为主，应当用针灸治疗；如果颈痛以血瘀为主，应当用砭石治疗。

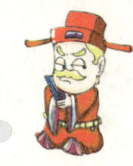

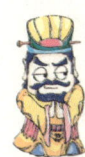

有人患狂怒病，这是什么原因呢？

是阳气逆乱所造成的。

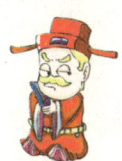

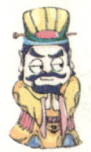

阳气逆乱为什么会使人狂怒？

阳气经常受到抑制而不能宣泄，就容易发怒，这病名叫阳厥。

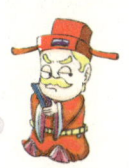

素问·病能论篇第四十六

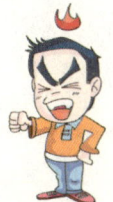

阳气不能宣泄　　容易发怒

阳厥的原因

第三编 病证学说

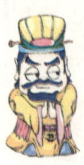

患者即将发生狂怒时,有什么征兆呢?

平时,患者的阳明经会经常跳动,而太阳、少阳经却少有跳动,如果平时不跳动的地方,突然跳动快速,这有可能是阳厥病即将发生的征兆。

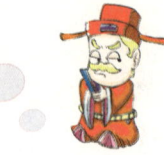

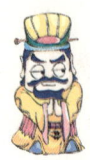

阳厥病应该如何治疗呢?

饮食进入胃后,会助长阳气,所以减少病人的饮食,狂怒就会停止发作;另外可让患者服用生铁落饮,因为生铁洛具有降气开结的功用。

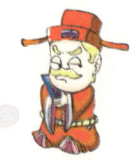

减少病人的饮食　　服用生铁落饮

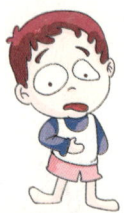

阳厥病的治疗

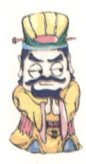

有人患身体发热,表现为四肢怠惰,怕风,少气,汗出如刚洗过澡一样,这是什么病?

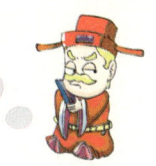

这病名叫酒风。

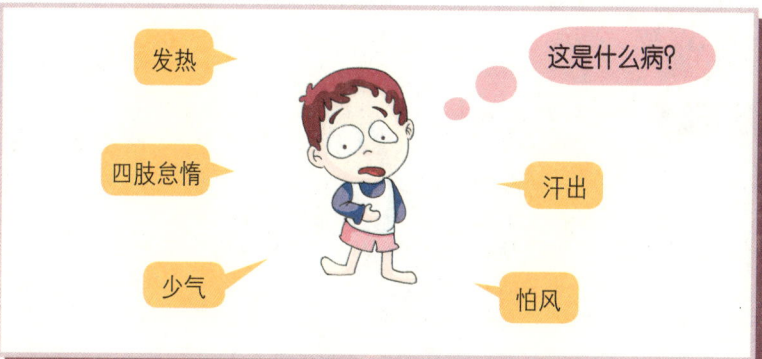

发热

四肢怠惰

少气

这是什么病？

汗出

怕风

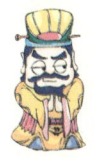

如何治疗酒风呢？

　　以泽泻、白术各十分，麋衔五分，共研细末，每次服三指撮的量，饭前服用。
　　所说的沉细而小的脉象，脉搏应手如针细，必须仔细寻找，脉气聚集不散的脉象，叫坚脉；指下搏动强烈的是大脉。《上经》这部书是论述人与自然界关系的；《下经》这部书是论述疾病的变化的；《金匮》这部书是论述疾病诊断，判断死生的；《揆度》这部书是论述脉诊，推断病情的；《奇恒》这部书是论述如何诊断特殊疾病的。奇恒病，是指患者的生死与四时的变化不相符；恒病，是指患者的生死与四时的变化相符。所说的"揆"，是指根据切按脉搏，来诊断病变；所说的"度"，是指根据脉象来推测病位，并且配合四时气候。

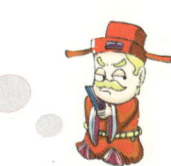

素问·奇病论篇第四十七

原文：

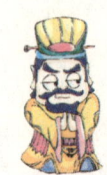

黄帝

黄帝问曰：人有重身，九月而瘖，此为何也？
岐伯对曰：胞之络脉绝也。
帝曰：何以言之？
岐伯曰：胞络者系于肾，少阴之脉，贯肾系舌本，故不能言。
帝曰：治之奈何？
岐伯曰：无治也，当十月复。《刺法》曰：无损不足，益有余，以成其疹，然后调之。所谓无损不足者，身羸瘦，无用镵石也。无益其有余者，腹中有形而泄之，泄之则精出而病独擅中，故曰疹成也。

帝曰：病胁下满，气逆，二三岁不已，是为何病？
岐伯曰：病名曰息积，此不妨于食，不可灸刺，积为导引服药，药不能独治也。帝曰：人有身体髀股䯒皆肿，环脐而痛，是为何病？
岐伯曰：病名曰伏梁，此风根也。其气溢于大肠而着于肓，肓之原在脐下，故环脐而痛也。不可动之，动之为水溺涩之病也。

帝曰：人有尺脉数甚，筋急而见，此为何病？岐伯曰：此所谓疹筋，是人腹必急，白色黑色见，则病甚。帝曰：人有病头痛以数岁不已，此安得之，名为何病？岐伯曰：当有所犯大寒，内至骨髓，髓者以脑为主，脑逆故令头痛，齿亦痛，病名曰厥逆。帝曰：善。

帝曰：有病口甘者，病名为何？何以得之？
岐伯曰：此五气之溢也，名曰脾瘅。夫五味入口，藏于胃，脾为之行其精气，津液在脾，故令人口甘也，此肥美之所发也，此人必数食甘美而多肥也，肥者令人内热，甘者令人中满，故其气上溢，转为消渴。治之以兰，除陈气也。

帝曰：有病口苦，取阳陵泉，口苦者病名为何？何以得之？
岐伯曰：病名曰胆瘅。夫肝者，中之将也，取决于胆，咽为之使。此人者，数谋虑不决，故胆虚，气上溢而口为之苦，治之以胆募、俞，治在《阴阳十二官相使》中。

帝曰：有癃者，一日数十溲，此不足也。身热如炭，颈膺如格，人迎躁盛，喘息气逆，此有余也。太阴脉微细如发者，此不足也。其病安在？名为何病？岐伯曰：病在太阴，其盛在胃，颇在肺，病名曰厥，死不治，此所谓得五有余，二不足也。帝曰：何谓五有余，二不足？

岐伯曰：所谓五有余者，五病之气有余也，二不足者，亦病气之不足也。今外得五有余，内得二不足，此其身不表不里，亦正死明矣。

帝曰：人生而有病巅疾者，病名曰何？安所得之？

岐伯曰：病名为胎病，此得之在母腹中时，其母有所大惊，气上而不下，精气并居，故令子发为巅疾也。

帝曰：有病厐然如有水状，切其脉大紧，身无痛者，形不瘦，不能食，食少，名为何病？

岐伯曰：病生在肾，名为肾风。肾风而不能食善惊，惊已心气痿者死。

帝曰：善。

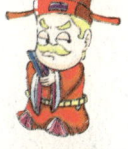

岐　伯

【本部分要阐述】

1. 有的妇女怀孕九个月时，说话发不出声音，这是什么原因呢？这是因为子宫的络脉被胎儿压迫，如果络脉受阻，就说不出声音来。

2. 所谓"不要耗损不足的"，是指妊娠时体质虚弱，不能用针刺、砭石治疗；"不要滋补有余的"，是说腹中已有了身孕，如果妄用泻法，会造成精气耗损而病邪单独留在体内，反而形成新的疾病。

3. 息积：有人患肋下胀满，气机上逆而喘息，二三年未痊愈，称为息积。

4. 伏梁病：有人患病，股部、大腿、小腿都肿，而且肚脐的周围会疼痛，称为伏梁病，病因是感受风寒。

5. 疹筋：有人患病，尺脉搏动得特别快，并且筋脉拘急而明显可见，称为疹筋。

6. 厥逆：因为感受寒邪，寒邪传到骨髓，脑为髓海，寒邪传变于脑，所以会引起头痛和牙齿痛，病名叫做厥逆。

7. 脾瘅：有人患口中发甜，称为脾瘅。如果甜美、肥腻的饮食过度而阻滞脾的运化，会使得脾气受阻而上泛于口，所以患者口中有甜味。这就是脾气上泛而成为脾瘅，并且还会恶化为消渴病。

8. 胆瘅：有人患口中发苦，如果患者思虑过度但不能做决断，就是胆气虚的表现；当肝胆受损不能正常输布胆气时，会导致胆气上溢于口，因此口中发苦，称为胆瘅。

9. 厥病：有人患小便不利，一天小便数十次，同时身体发热像炭火一样，咽喉与胸部像有东西阻隔一样，喘息、气机上逆，人迎脉躁动疾数，称为厥。

10. 胎病：有人一生下来就患癫痫，称为胎病。病因为胎儿在母腹中时，孕妇受到大的惊恐，使得气机逆乱，精气离散，所以胎儿一出生就患癫痫病。

11. 肾风：有人患面部肿大，脉象大而紧，身体不疼痛，形体不消瘦，不能吃东西，或者吃的东西很少，称为肾风。

第三编 病证学说

【重点说明】

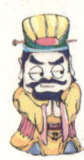

有的妇女怀孕九个月时,说话发不出声音,这是什么原因呢?

这是因为子宫的络脉被胎儿压迫。子宫的络脉联系肾脏,足少阴肾经联系舌根与肾脏,如果络脉受阻时,就说不出声音来。

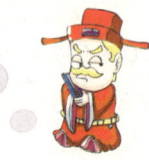

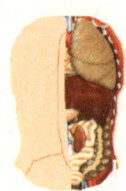

肾经联系舌根与肾脏

如果络脉受阻时,就说不出声音来。

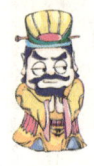

应当如何治疗呢?

不必治疗,等到10个月生产后自然就可以恢复。《刺法》上说"不要耗损不足的,不要滋补有余的",以免反会造成疾病。

所谓"不要耗损不足的",是指妊娠时体质虚弱,不能用针刺、砭石治疗;"不要滋补有余的",是说腹中已有了身孕,如果妄用泻法,会造成精气耗损而病邪单独留在体内,反而会形成新的疾病。

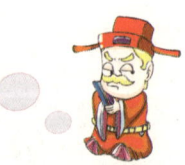

不要耗损不足的 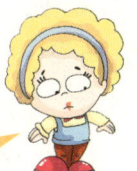 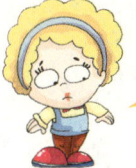 不要滋补有余的

指妊娠时体质虚弱,不能用针刺、砭石治疗。

指腹中已有了身孕,不能妄用泻法,否则会造成精气耗损而形成新的疾病。

素问·奇病论篇第四十七

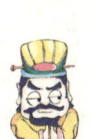 有人患胁下胀满,气机上逆而喘息,二三年未痊愈,这是什么病呢?

胁下胀满 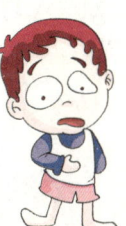 这是什么病呢?

气机上逆而喘息

这叫息积,这类病人的饮食虽然不受息积的影响,但不能用艾灸、针刺治疗,必须用导引法配合药物来治疗,若是只靠药物是不能治好的。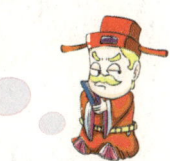

第三编 病证学说

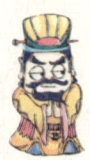

有人患病，股部、大腿、小腿都肿，而且肚脐的周围会疼痛，这是什么病呢？

股部、大腿、小腿都肿。

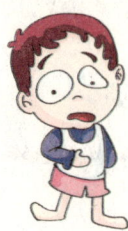

这是什么病呢？

肚脐的周围会疼痛

这叫伏梁病，病因是感受风寒。当风寒邪气侵入大肠后，停滞在大肠外的脂膜上，由于脂膜的根本在脐下，所以肚脐的周围会疼痛。
伏梁病不能随便用攻下法来治疗，如果误用攻下法，会造成小便时出现滞涩不利。

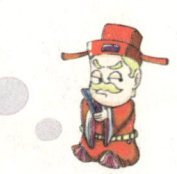

当风寒邪气侵入大肠后，停滞在脂膜上，所以肚脐的周围会疼痛。

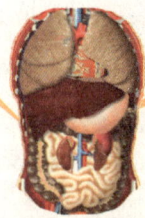

伏梁病不能用攻下法，否则会造成小便滞涩不利。

伏梁病的特质

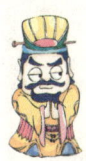

有人患病,尺脉搏动得特别快,并且筋脉拘急而明显可见,这叫什么病?

素问·奇病论篇第四十七

尺脉搏动得特别快

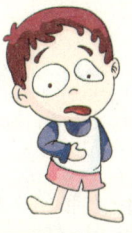

这是什么病呢?

筋脉拘急而明显可见

这个病叫疹筋,患者的腹部会出现拘急,如果面部也呈现为白色或黑色,表示病情很重了。

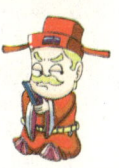

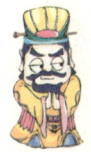

有人患头痛多年不愈,这是什么原因呢?这是什么病?

头痛多年不愈

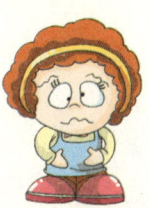

这是什么病呢?

这是因为感受寒邪,寒邪传到骨髓,脑为髓海,寒邪传变于脑,所以会引起头痛和牙齿痛,病名叫做厥逆。

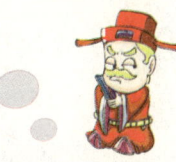

第三编 病证学说

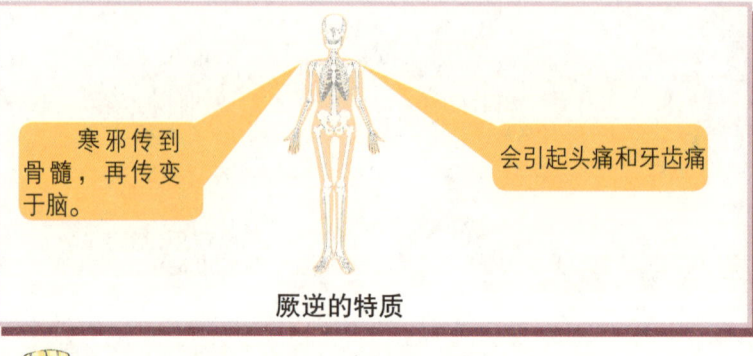

寒邪传到骨髓,再传变于脑。

会引起头痛和牙齿痛

厥逆的特质

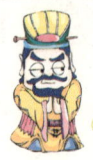

有人患口中发甜,这是什么病?是如何得的?

这病叫脾瘅。过多的肥腻会使人产生内热;过多的甜美会使人腹胀;如果甜美、肥腻的饮食过度而阻滞脾的运化,会使得脾气受阻而上泛于口,所以患者口中有甜味。这就是脾气上泛而成为脾瘅,并且还会恶化为消渴病。治疗脾瘅,可以用兰草类药物,因为兰草类药物气味芳香,善于除去陈腐之气。

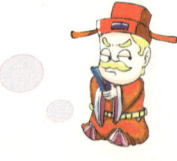

饮食阻滞脾的运化,使得脾气受阻而上泛于口,所以口中有甜味。

治疗脾瘅,可以用兰草类药物。

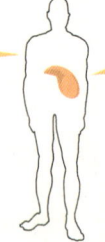
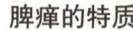

脾瘅的特质

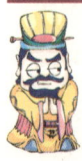

有人患口中发苦,这是什么病?是如何得的?

192

口中发苦

这是什么病呢?

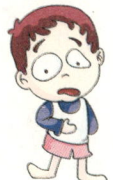

病名叫胆瘅。肝为将军之官,主管谋虑,但是肝的作用需要胆的配合,因此肝胆的经脉在咽部会合。如果患者思虑过度但不能做决断,就是胆气虚的表现;当肝胆受损不能正常输布胆气时,会导致胆气上溢于口,因此口中发苦。治疗时针刺胆的募穴、腧穴。具体治疗方法,记录在《阴阳十二官相使》中。

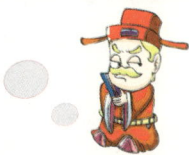

当肝胆受损不能正常输布胆气时,会导致胆气上溢于口,因此口中发苦。

治疗时针刺胆的募穴、腧穴。

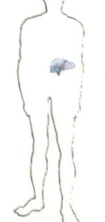

胆瘅的特质

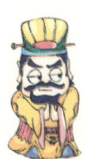

有人患小便不利,一天小便数十次,这是正气不足的征候;同时身体发热像炭火一样,咽喉与胸部像有东西阻隔一样,喘息、气机上逆,人迎脉躁动疾数,这是邪气有余的征候。寸口脉细得像头发一样,这也是正气不足的症候。这是什么病?病位在哪里?

第三编 病证学说

小便不利，一天小便数十次。

这是什么病呢？

咽喉与胸部像有东西阻隔一样。

身体发热，喘息、气机上逆。

人迎脉躁动疾数

寸口脉细

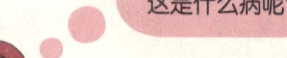

这病叫厥，病位在足太阴脾经，由于胃热过盛，因而也牵连到肺，这是不容易治疗的死证。这就是所谓"五有余、二不足"的病证。

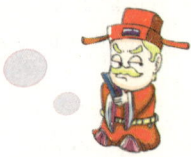

由于胃热过盛，因而也牵连到肺，是不容治疗的死证。

病位在足太阴脾经

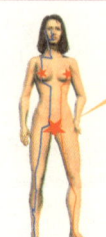

厥病的特质

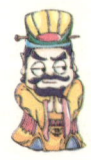

什么叫五有余、二不足？

五有余，是指身热如炭火、咽喉与胸部像有东西阻隔一样、喘息、气逆、人迎脉躁盛，这5种病气皆属有余；二不足，是指患小便不利，一日数十次小便、脉细如发，这两种属正气不足。由于这病既不是表证，又不完全是里证；既不能从表治，又不能从里治，因此是死证。

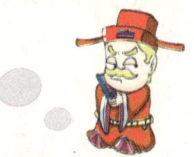

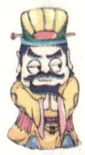

有人一生下来就患癫痫，这是什么病？是如何得的？

病名叫胎病。这个病是因为胎儿在母腹中时，孕妇受到大的惊恐，使得气机逆乱，精气离散，所以一出生就患癫痫病。

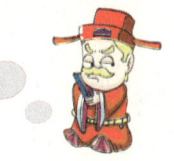

胎儿在母腹中时，孕妇受到大的惊恐。

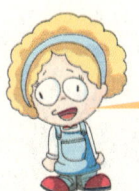

使得气机逆乱，精气离散，所以胎儿一出生就患癫痫病。

胎病的特质

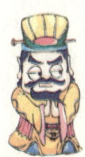

有人患面部肿大，像水肿的样子，脉象大而紧，身体不疼痛，形体不消瘦，不能吃东西，或者吃的东西很少，这是什么病？

素问·奇病论篇第四十七

第三编 病证学说

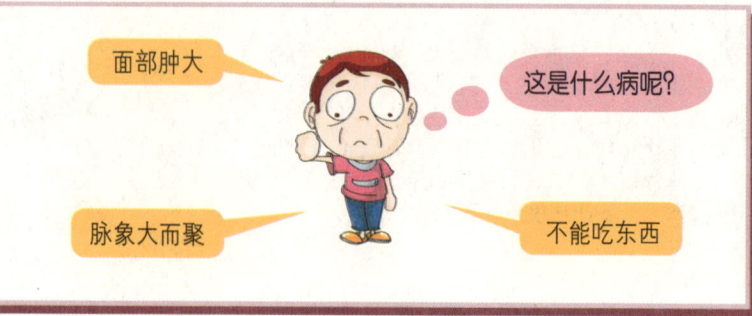

病名叫肾风，这是肾的病变。肾风病人如果不能吃东西，并且容易受惊吓而惊惧不止，当心气衰竭时就会死亡。

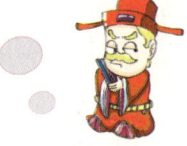